먹으면 더 좋은 꽃

# 약이 되는 한국의 꽃차

한국꽃나무연구회 편

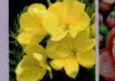      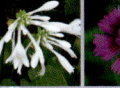

The Flower Teas of Korea

아이템북스

# 서문

우리 선조들은 계절마다 피고 지는 꽃을 이용해 만든 차를 곁에 두고 삶의 멋을 노래했다.

『규합총서』에서는 매화차에 관한 얘기가 나오는데 '꽃송이를 칼로 따서 꿀이나 소금에 절였다가 여름에 마시면 맛과 향이 그만이다' 라고 기록되어 있고, 『동의보감』에서는 '국화차는 몸을 가볍게 하고 늙지 않게 하며 장수하게 한다. 그리고 근골을 강하게 하고 골수를 보하며 눈을 밝게 한다' 고 적혀 있으며 '풍현두통(風眩頭痛)을 치료하며, 술을 마시고 깨지 않을 때 이용한다' 고 전하고 있다.

『본초강목』에서도 '국화차를 오랫동안 복용하면 혈기(血氣)에 좋고 몸을 가볍게 하며 쉬 늙지 않는다. 위장을 평안케 하고 오장을 도우며 사지를 고르게 하고 감기·두통·현기증에 유효하다' 고 기록되어 있다.

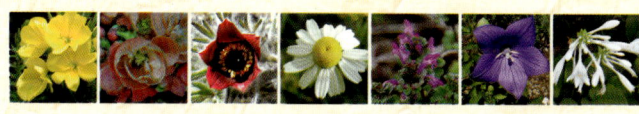

꽃은 영양 성분의 집합체이다. 꽃잎 자체에 들어 있는 영양 성분도 좋거니와 향기가 주는 이완 작용은 신비하기까지 하다. 좋은 향기는 혈관을 확장시켜 수많은 현대인이 안고 있는 심한 스트레스를 풀어 주고 우울증에도 도움을 준다. 꽃차를 마시면 기분이 그윽해지거나 가라앉았던 기분이 맑아지는 것을 느낄 수 있다.

꽃은 단순히 아름다운 자태를 뽐내는 식물이 아니다. 가정의 식탁 위에서 입맛을 돋워주는 먹을거리의 재료로, 혹은 피로를 풀어주고 마음을 안정시켜 주는 향기로운 꽃차로 변주되고 있다.

하지만 모든 꽃이 차의 재료가 될 수는 없다. 이른 봄에 피는 꽃은 대체로 독성이 없으나 그 외의 많은 꽃에 독성이 있기 때문에 검증되지 않은 꽃을 함부로 사용해서는 안 된다.

# 차례

서문 • 4

## 봄에 나는 꽃차 • 9

개나리꽃차 • 12
고광나무꽃차 • 14
명자꽃차 • 16
목련꽃차 • 18
벚꽃차 • 20
생강나무꽃차 • 22
아카시아꽃차 • 24
왕벚꽃차 • 26
작약꽃차 • 28
제비꽃차 • 30
조팝나무꽃차 • 32
진달래꽃차 • 34
찔레꽃차 • 36
팬지꽃차 • 38
할미꽃차 • 40
라벤더꽃차 • 42

매화차 • 44
유채꽃차 • 46
민들레꽃차 • 48
라일락꽃차 • 50
산수유꽃차 • 52
산딸나무꽃차 • 54
산딸기꽃차 • 56
광대나물꽃차 • 58
맥문동꽃차 • 60
으름꽃차 • 62
골담초꽃차 • 64
박태기꽃차 • 66
도화차 • 68
살구꽃차 • 70
사과꽃차 • 72
배꽃차 • 74
감꽃차 • 76
앵두꽃차 • 78
은행나무꽃차 • 80
닥나무꽃차 • 82
때죽나무꽃차 • 84
머위꽃차 • 86

모과꽃차 • 88
병꽃차 • 90
석류꽃차 • 92
쇠뜨기꽃차 • 94
오동꽃차 • 96
옻나무꽃차 • 98
청미래덩굴꽃차 • 100
탱자꽃차 • 102

## 여름에 나는 꽃차 • 105

달맞이꽃차 • 108
붓꽃차 • 110
아피오스꽃차 • 112
연꽃차 • 114
장미꽃차 • 116
참나리꽃차 • 118
아욱꽃차 • 120
솔나물꽃차 • 122
카밀레꽃차 • 124

아즈텍스위트꽃차 • 126
홉꽃차 • 128
어성초꽃차 • 130
호박꽃차 • 132
나팔꽃차 • 134
싸리꽃차 • 136
맨드라미꽃차 • 138
칡꽃차 • 140
홍화차 • 142
닭의장풀꽃차 • 144
금잔화꽃차 • 146
도라지꽃차 • 148
결명자꽃차 • 150
대나무꽃차 • 152
둥굴레꽃차 • 154
봉선화차 • 156
옥잠화차 • 158
익모초꽃차 • 160
자귀나무꽃차 • 162
접시꽃차 • 164
석창포꽃차 • 166
패랭이꽃차 • 168

## 가을에 나는 꽃차 • 171

국화차 • 174
산국꽃차 • 176
해바라기꽃차 • 178
등나무꽃차 • 180
뚱딴지꽃차 • 182
고마니꽃차 • 184
구절초꽃차 • 186
능소화꽃차 • 188
무궁화꽃차 • 190
코스모스꽃차 • 192
송화차 • 194
녹차꽃차 • 196
참당귀꽃차 • 198
배롱나무꽃차 • 200
산초나무꽃차 • 202
쑥꽃차 • 204
용담꽃차 • 206
향유꽃차 • 208

사프란꽃차 • 210
아니스히숍꽃차 • 212

## 겨울에 나는 꽃차 • 215

동백꽃차 • 218
수선화꽃차 • 220
복수초꽃차 • 222

## 부록 • 225

결명차 • 226
녹차 • 228
박하차 • 230
신선엽차 • 232
영지차 • 234
옥수수수염차 • 236

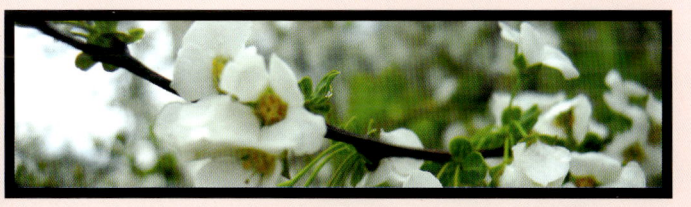

봄에 나는 꽃차

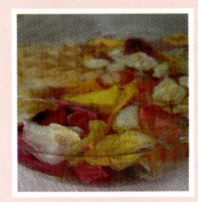

# 백화차(百花茶)

우리는 흔히 잎차를 차(茶)라고 한다. 하지만 『삼국유사』, 『동의보감』 등 우리의 문헌을 보면, 옛 사람들은 잎을 우려 마셔도 차(茶), 약초를 달여 마셔도 차(茶), 꽃을 띄워 마셔도 차(茶)라고 하였다. 그 중에서 백화차는 꽃이 귀한 겨울에 마실 수 있는 꽃차 중에 꽃차라고 할 수 있다.

100가지 꽃, 즉 일 년 동안 피었던 모든 꽃을 혼합해서 만드는 백화차는 춘하추동(春夏秋冬) 사계(四季)를 상징하는 색과 맛의 조화를 담고 있다.

겨울의 동백, 봄의 수선화·매화·벚꽃·개나리, 여름의 홍화·수국·아카시아·장미, 가을에 피는 국화와 구절초 등을 일정한 비율로 혼합한 꽃차가 백화차인데, 서로 다른 꽃잎이 찻잔에 들어가더라도 균일한 맛과 향, 색을 낸다는 것이 또 하나의 매력이다. 백화차에 각종 미네랄과 비타민, 단백질이 함유하고 있기 때문에 꾸준히 마시면 건강에 도움이 되고 향과 색, 맛을 음미하다 보면 마음이 여유로워진다. 실로 꽃차의 백미(白眉)가 바로 백화차인 것이다.

# 개나리꽃차

•개화기 : 3월~4월 • 보존법 : 건조 • 원산지 : 한국 • 생태 : 낙엽활엽관목

개나리는 생동하는 봄을 알리는 꽃이다. 개나리꽃차에는 이뇨작용을 돕고 항균·소염 작용이 있어 신장이 안 좋거나 염증성 질환이 있는 사람이 마시면 좋다. 그대로 말리거나 약한 불에 덖은 꽃잎을 뜨거운 물에 우려내면 꽃차가 된다. 한편 9월경에 열리는 열매인 연교, 줄기와 잎을 지칭하는 연교지엽은 열독 등을 가라앉히는 약용으로 쓰인다.

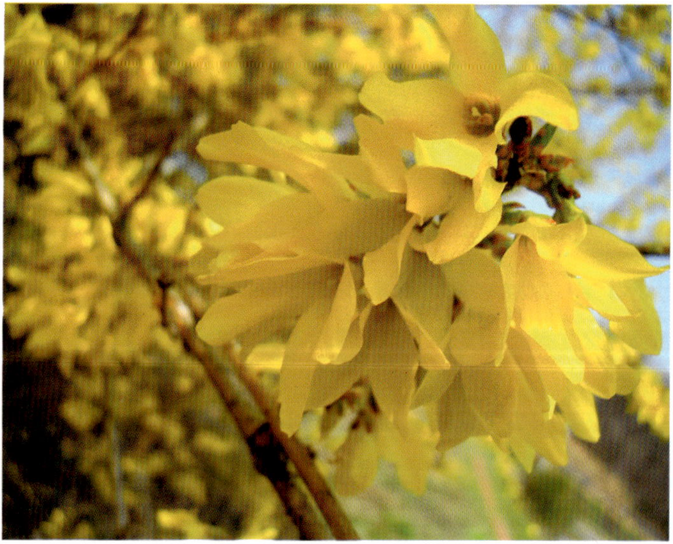

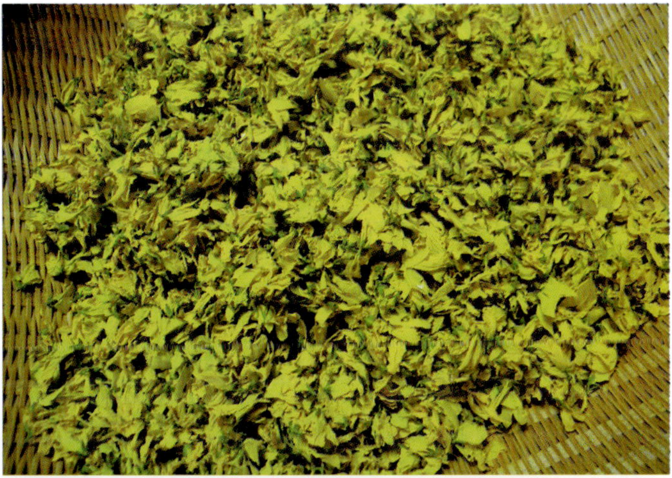

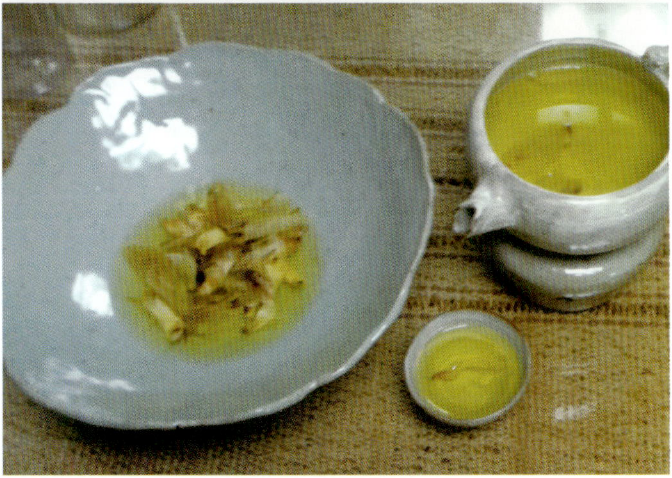

# 고광나무꽃차

• 개화기 : 4월~5월 • 보존법 : 건조 • 원산지 : 한국 • 생태 : 낙엽활엽관목

고광나무는 우리나라 각처의 골짜기에서 자라는 낙엽 관목이다. 생육환경은 토양의 물 빠짐이 좋고 주변습도가 높으며 부엽질이 풍부한 곳에서 자란다. 고광나무의 어린잎은 오이순이라 하여 식용하며, 잎은 청열해독과 소종에 효능에 있다. 고광나무꽃차를 마시면 신경계통 개선·강장효과 그리고 이뇨효과가 있다.

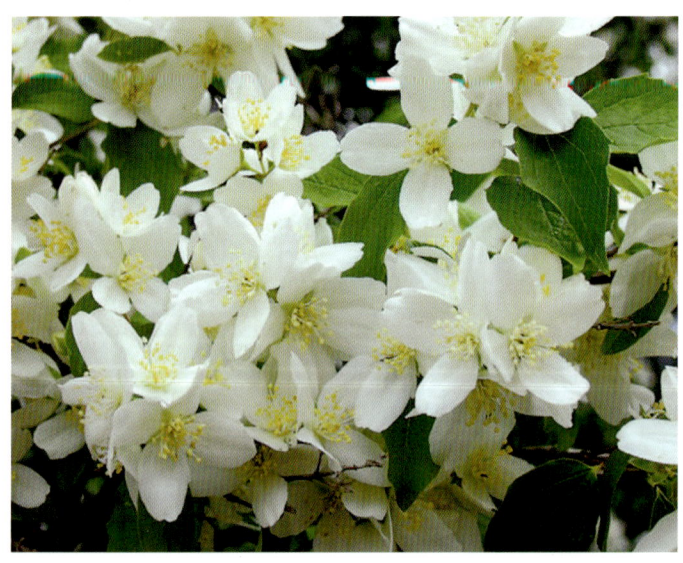

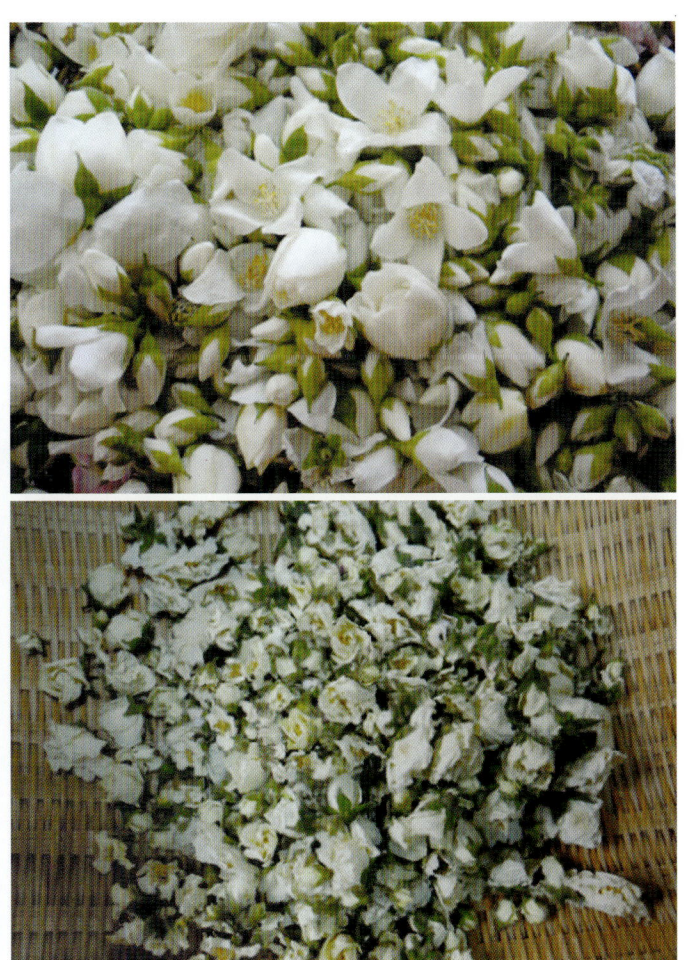

# 명자꽃차

• 개화기 : 4월 • 보존법 : 건조 • 원산지 : 중국 • 생태 : 낙엽활엽관목

명자꽃나무는 여름을 제외한 봄, 가을, 겨울에 아름다운 꽃과 열매를 각각 감상할 수 있다. 명자꽃은 잎보다 먼저 4월에 홍자색, 흰색 등 다양한 색상으로 핀다. 명자꽃차는 피로를 풀어주고 정기를 돕는 효력이 있다.
열매는 작은 빨간 사과처럼 생겼으며 달콤한 향기가 강하여 방향제로서 가치가 있다.

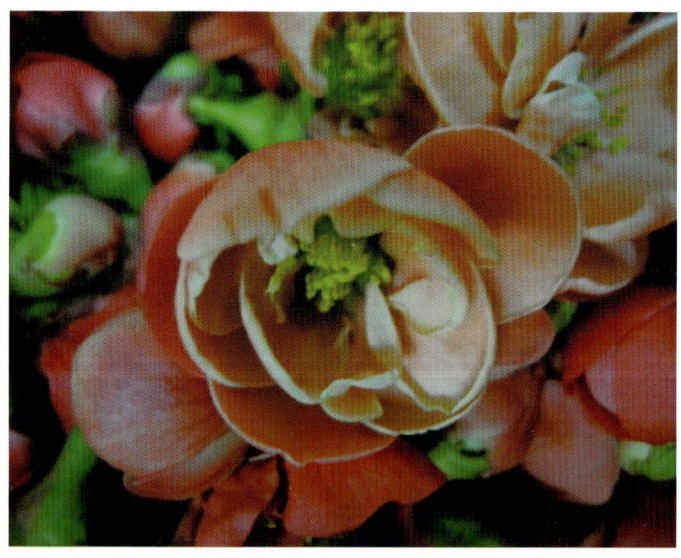

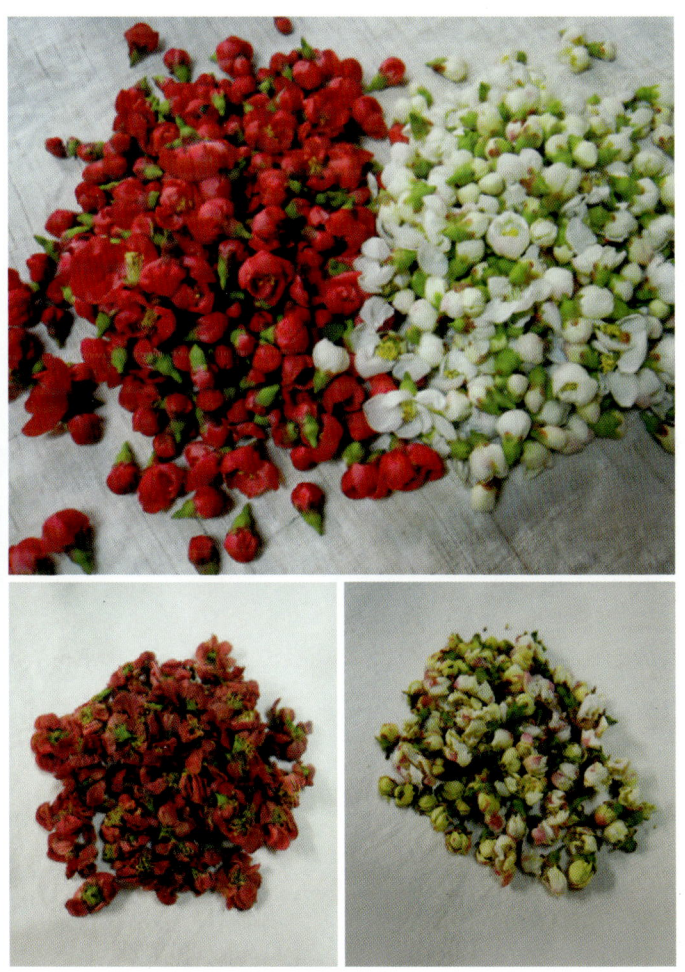

# 목련꽃차

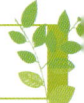

• 개화기 : 3월 • 보존법 : 건조 • 원산지 : 한국, 일본 • 생태 : 낙엽활엽관목

가지 끝마다 한송이씩의 큰 꽃이 피어난다. 좋은 향을 풍기는 목련꽃의 잎은 젖빛인데 밑동은 분홍빛이고 수술 또한 붉다. 목련꽃차는 꽃망울을 채취해서 만드는데, 진통과 소염의 효능이 있으며 코 막힌 것을 뚫어준다. 두통과 치통, 코와 관련된 각종 염증에 효과가 있다. 꽃이 지고 난 뒤에는 굵고 길쭉한 열매를 맺는다.

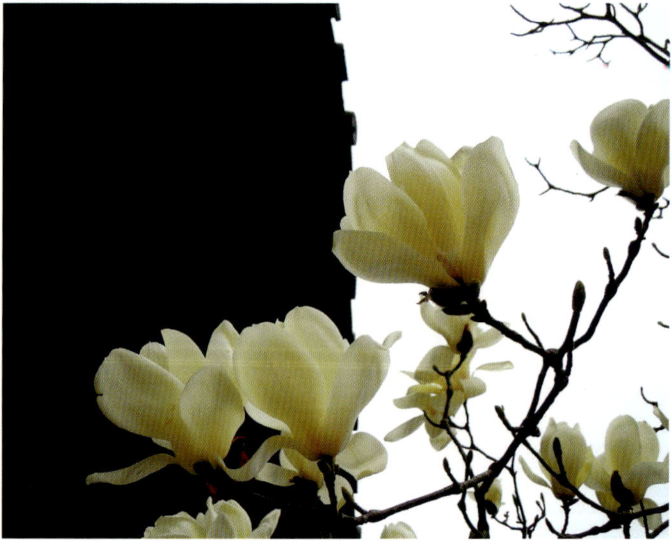

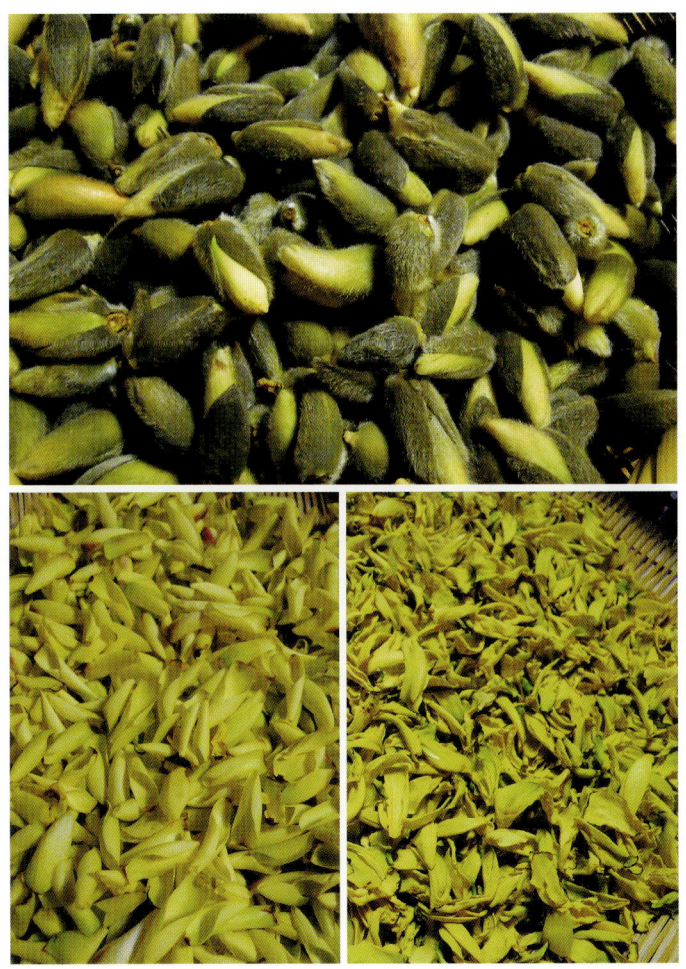

# 벚꽃차

• 개화기 : 4월~5월 • 보존법 : 건조 • 원산지 : 한국 • 생태 : 낙엽활엽관목

흰색 또는 연분홍색의 벚꽃은 4~5월경 잎겨드랑이에 2~3송이씩 모여서 핀다. 잎이 돋기도 전에 화사한 꽃이 나무 전체를 구름처럼 뒤덮는 모양을 보기 위해 많은 사람들이 구경하기도 한다. 벚꽃차는 한방에서 약이 되는 차로, 신염·당뇨병·무좀·습진·기침에 효과적이다. 또한 벚꽃차는 예로부터 숙취나 식중독의 해독제로 사용되었다.

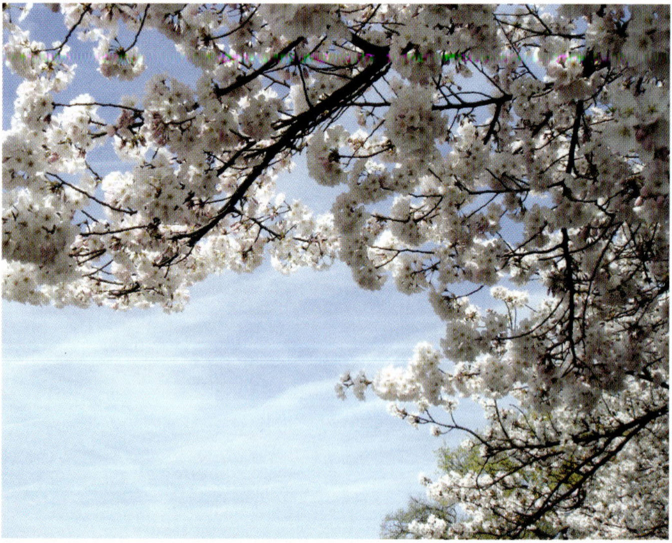

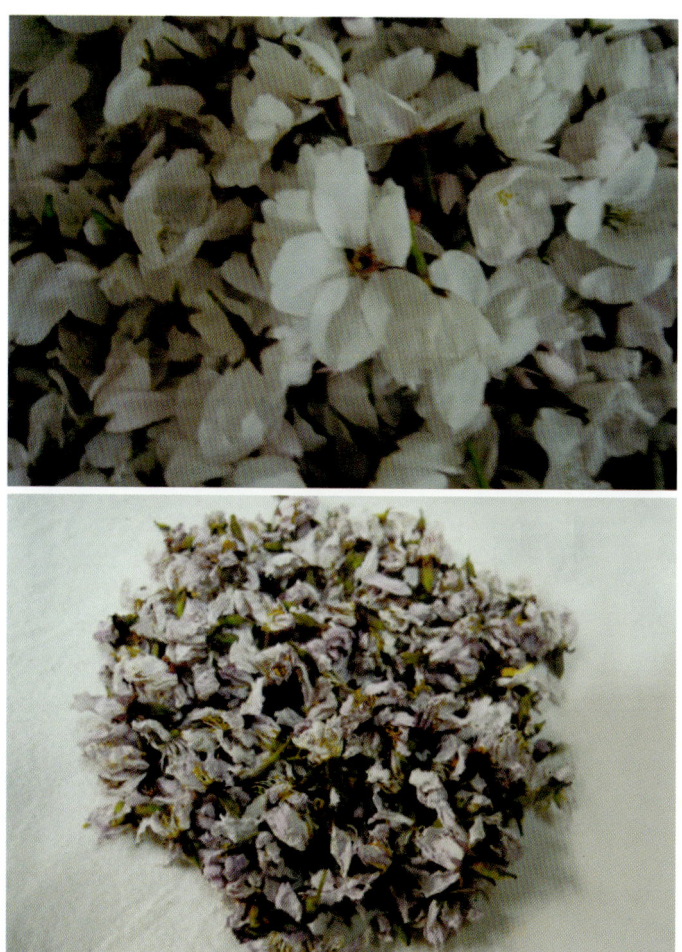

# 아카시아꽃차

• 개화기 : 5월~6월 • 보존법 : 건조 • 원산지 : 북아메리카 • 생태 : 낙엽교목

나비 모양의 흰색 꽃이 10~20cm 정도 길이로 총상화서이다. 밑으로 처지며 달리는 아카시아꽃은 꽃받침이 5개로 갈라지고 꽃에서 좋은 꿀 향기가 난다. 아카시아 꽃차를 마시면 부기가 가라앉고 부종도 예방·치료하는 효능이 있다. 아카시아 꽃에는 아카세틴이라는 성분이 함유돼 있는데 이 성분이 소염작용과 이뇨작용·이담작용을 하기 때문이다.

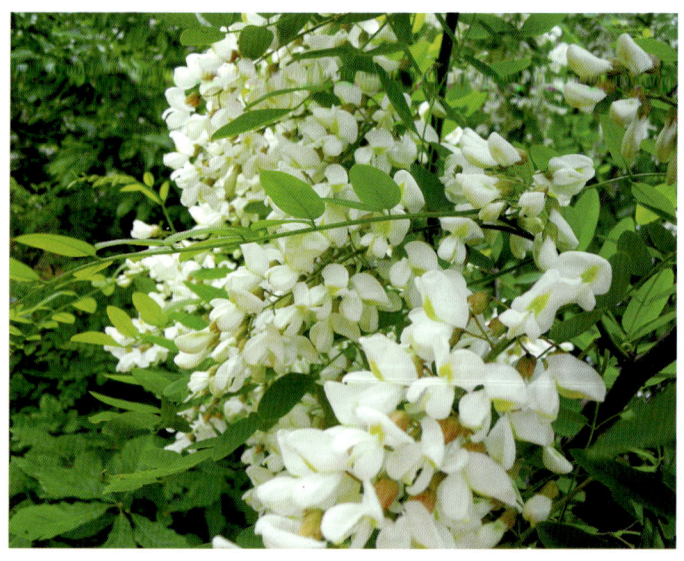

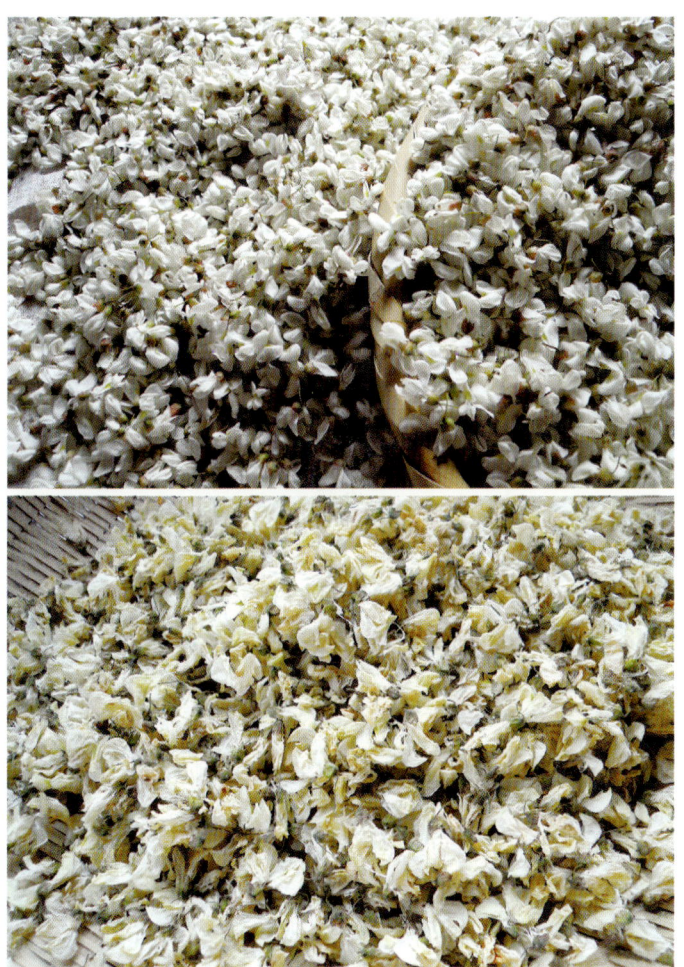

# 왕벚꽃차

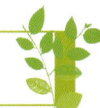

• 개화기 : 4월~5월 • 보존법 : 건조 • 원산지 : 한국, 제주도 • 생태 : 낙엽활엽관목

왕벚꽃은 벚꽃이 지고 나면 피는 꽃이다. 왕벚꽃은 겹꽃으로 벚꽃보다 크고 아주 탐스럽고 화사하다. 왕벚꽃은 제주도의 봄을 상징하는 대표적인 천연기념물이기도 하다. 왕벚꽃차 역시 벚꽃차와 같이 한방에서 약이 되는 차로, 신염 · 당뇨병 · 무좀 · 습진 · 기침에 효과적이다. 또한 예로부터 숙취나 식중독의 해독제로 사용되었다.

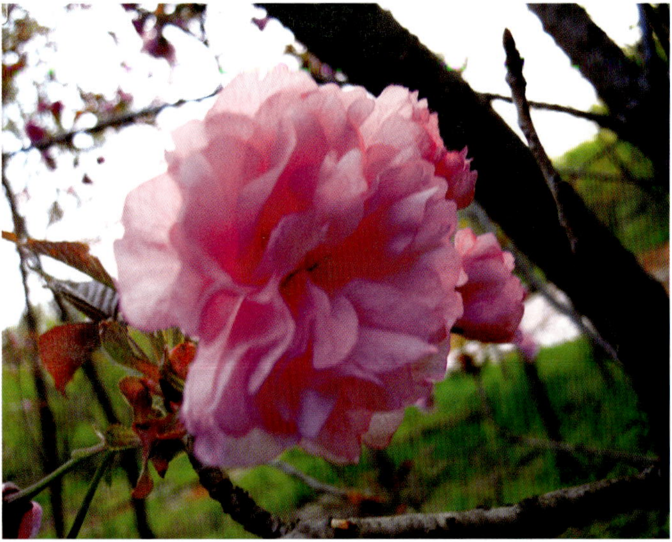

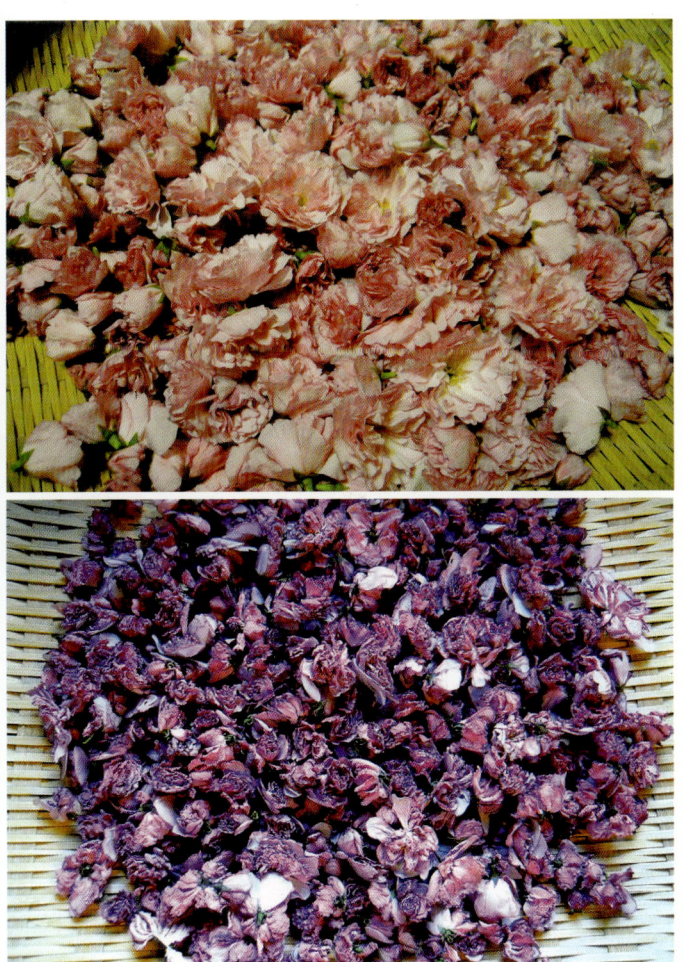

# 작약꽃차

• 개화기 : 5월~6월 • 보존법 : 건조 • 원산지 : 한국 • 생태 : 다년초

작약꽃은 줄기 끝에 1개가 피는데 크고 아름다우며, 꽃색은 붉은색 · 흰색 등 다양하지만 붉은색이 원종이다. 화려하지 않으면서도 주위를 환하게 하는 매력이 있다. 작약꽃차는 보혈과 화혈 작용이 있으며, 변비를 개선하고 혈당수치를 낮춰준다. 차를 마실 때 은은한 한약냄새가 난다.

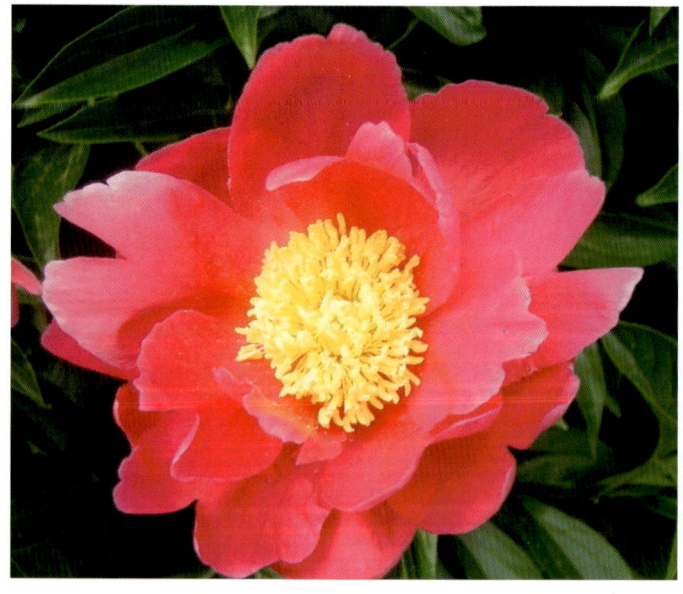

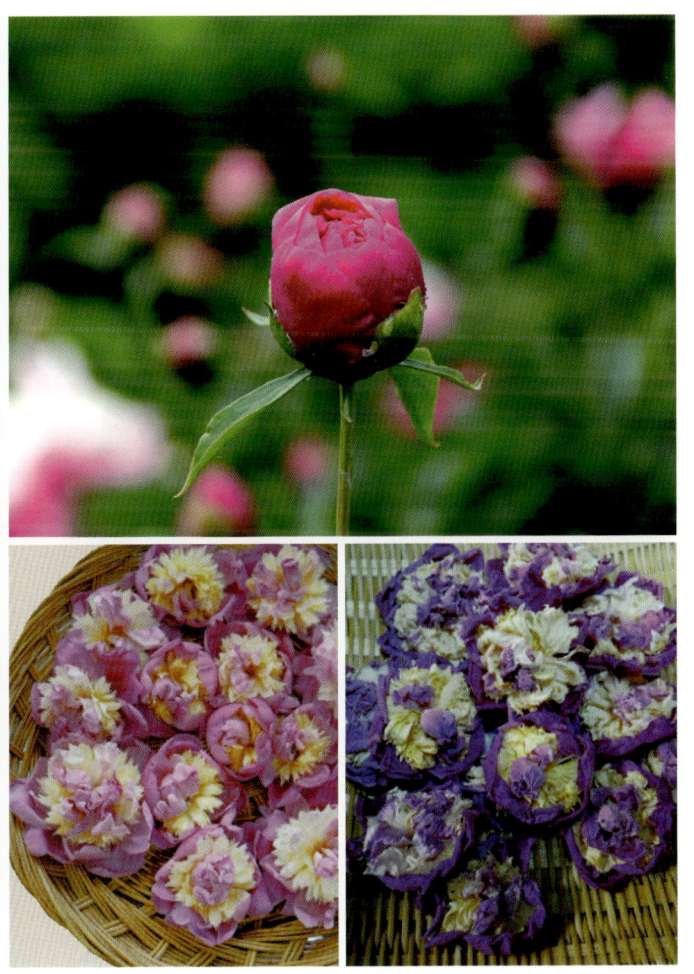

# 제비꽃차

• 개화기 : 4월~5월 • 보존법 : 건조 • 원산지 : 한국 • 생태 : 다년초

나폴레옹은 제비꽃을 무척 좋아했다고 한다. 그는 엘바섬에 유배되었을 때 "제비꽃이 필 무렵 다시 돌아가겠다"고 했다. 제비꽃은 보라색 또는 짙은 자색이고, 어린잎은 식용, 뿌리는 약용으로 쓰인다. 제비꽃차는 항균작용·소염작용·청혈작용을 한다. 또한 이뇨, 지사 등의 효능이 있다.

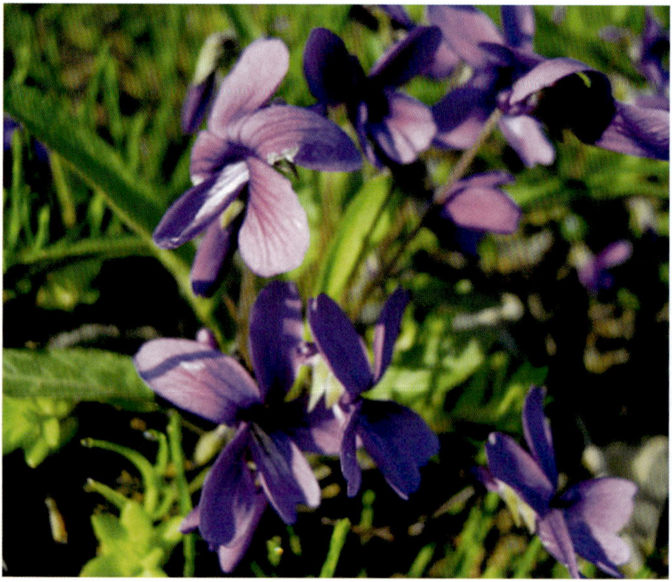

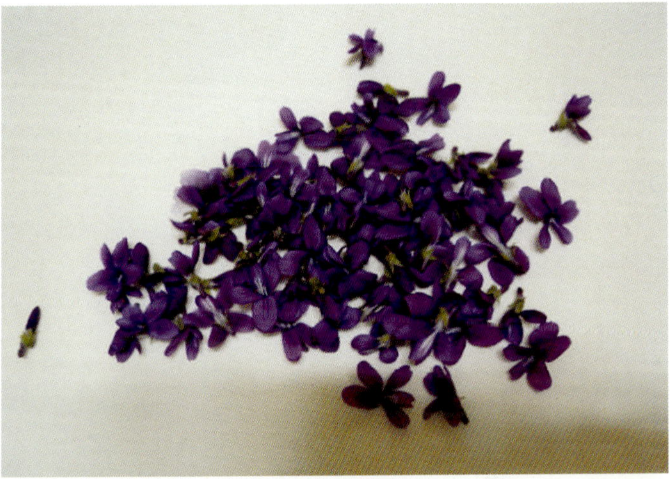

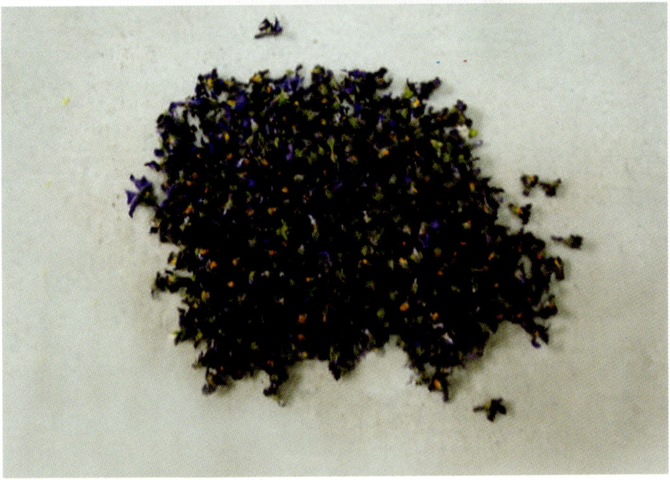

약이되는 한국의 꽃차 | 31

# 조팝나무꽃차

• 개화기 : 4월~5월 • 보존법 : 건조 • 원산지 : 한국 • 생태 : 낙엽활엽관목

꽃핀 모양이 튀긴 좁쌀을 붙여놓은 것처럼 보이기 때문에 조팝나무라고 한다. 꽃은 어린잎과 함께 흰색으로 피는데, 가지의 위아래에 꽃이 빽빽이 달리며 꽃잎 사이가 조금 떨어져 있다. 조팝나무꽃차는 감기를 낫게 하고 가래를 삭이고, 신경통에 효능이 있다. 어린잎은 데쳐서 나물로 먹는다.

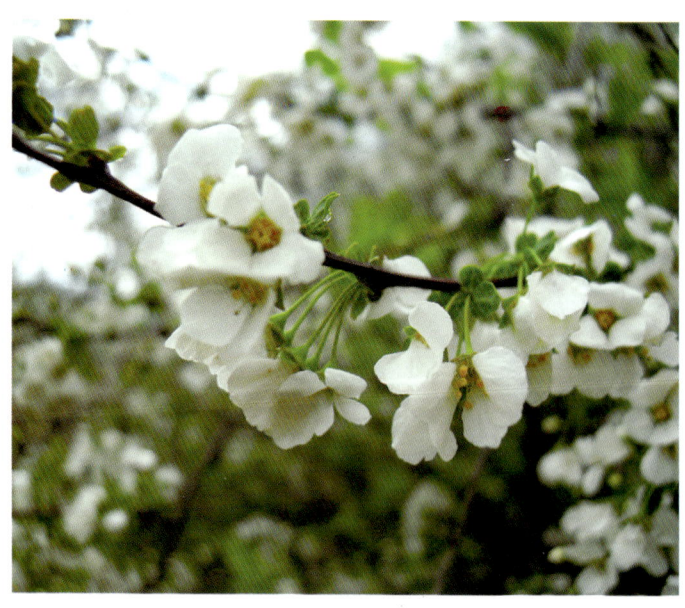

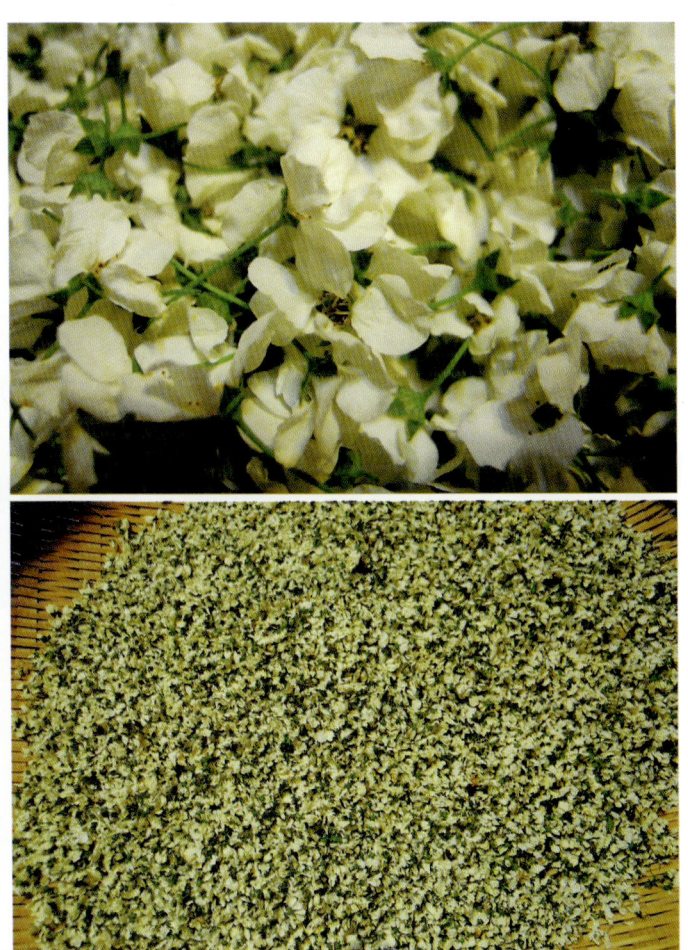

# 진달래꽃차

• 개화기 : 4월~5월 • 보존법 : 건조 • 원산지 : 한국 • 생태 : 낙엽활엽관목

진달래는 봄이 되면 잎보다 앞서 꽃을 피워 산을 온통 진분홍으로 물들인다. 진달래꽃차는 기관지염·고혈압·기침에 좋고 혈압을 내려주며 신경통을 낫게 한다. 민간에서는 꽃잎을 꿀에 재어 천식에 먹는다. 하지만 꽃을 한꺼번에 많이 먹으면 눈이 침침해질 수 있으며 꽃술에 약간 독성이 있으므로 떼어내고 사용한다.

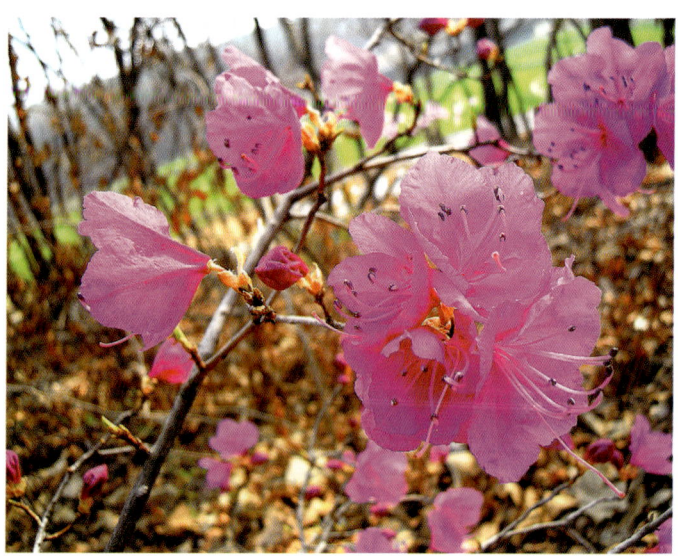

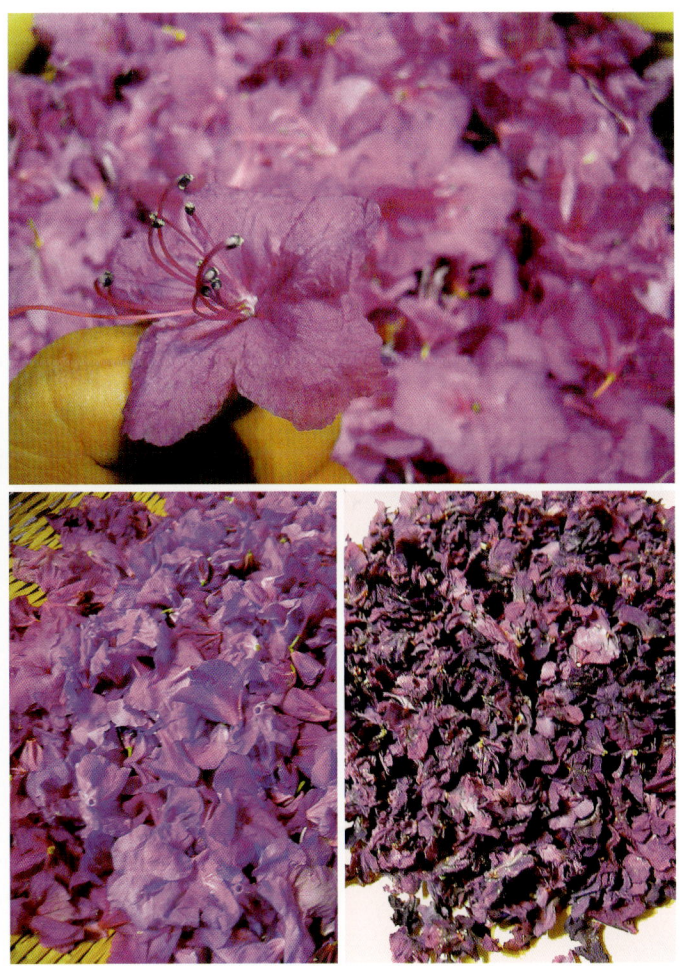

# 찔레꽃차

• 개화기 : 5월 • 보존법 : 건조 • 원산지 : 한국 • 생태 : 낙엽성 관목

찔레꽃의 향기는 사람의 마음을 사로잡을 만큼 짙고 신선하다. 찔레꽃을 따다가 차로 만들어 먹으면 혈액순환이 잘 안 되어 몸이 붓고 무겁거나 신경통 등이 나타날 때 좋은 효과가 있다. 또 소변 불통이나 부종을 다스리는 약효가 있기도 하다. 배고팠던 옛 시절 어린아이들의 맛좋은 간식거리였던 찔레순은 실제로 어린이 성장발육을 돕는다.

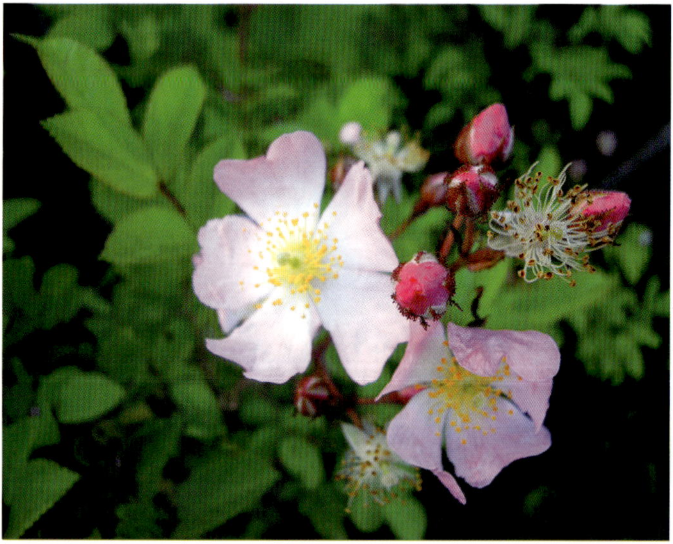

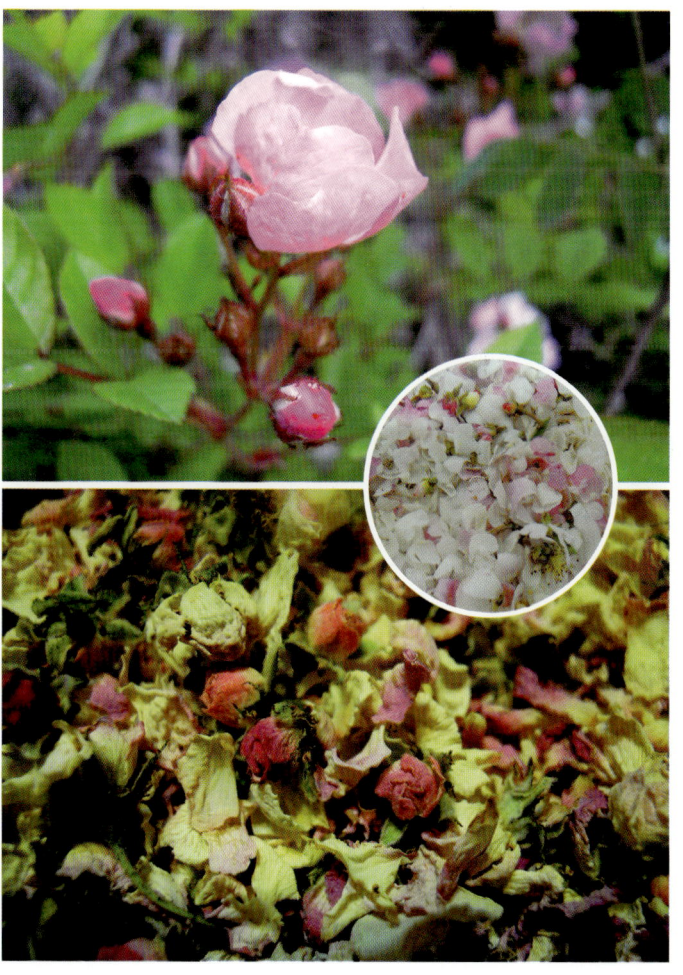

# 팬지꽃차

• 개화기 : 3월~6월 • 보존법 : 건조 • 원산지 : 유럽 • 생태 : 2년초

삼색제비꽃이라고도 한다. 꽃은 흰색·노란색·자주색의 3가지 색이나 여러 형태의 혼합색이 있다. 유럽에서는 발렌타인데이에 선물하는 꽃이기도 하다. 팬지꽃차는 항염·항산화 작용을 하고 노화방지에 효과가 있다. 혈당 수치를 내려주어 당뇨환자에게도 도움을 주고 심장병을 예방한다. 또한 강장성분이 있어 신경안정에도 도움을 준다.

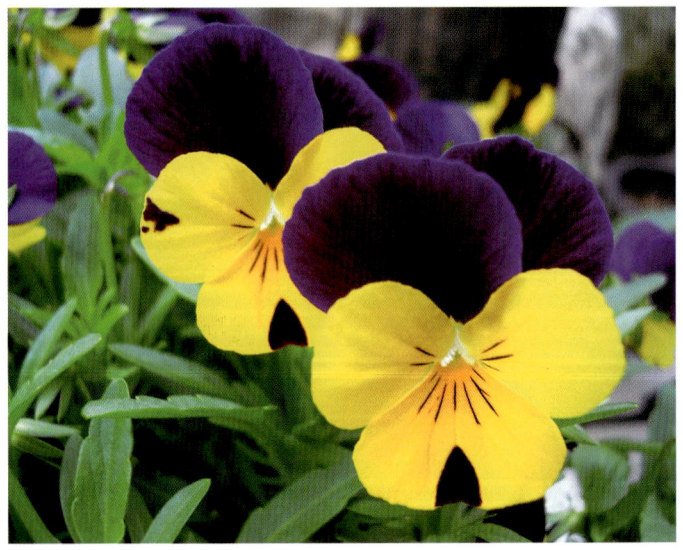

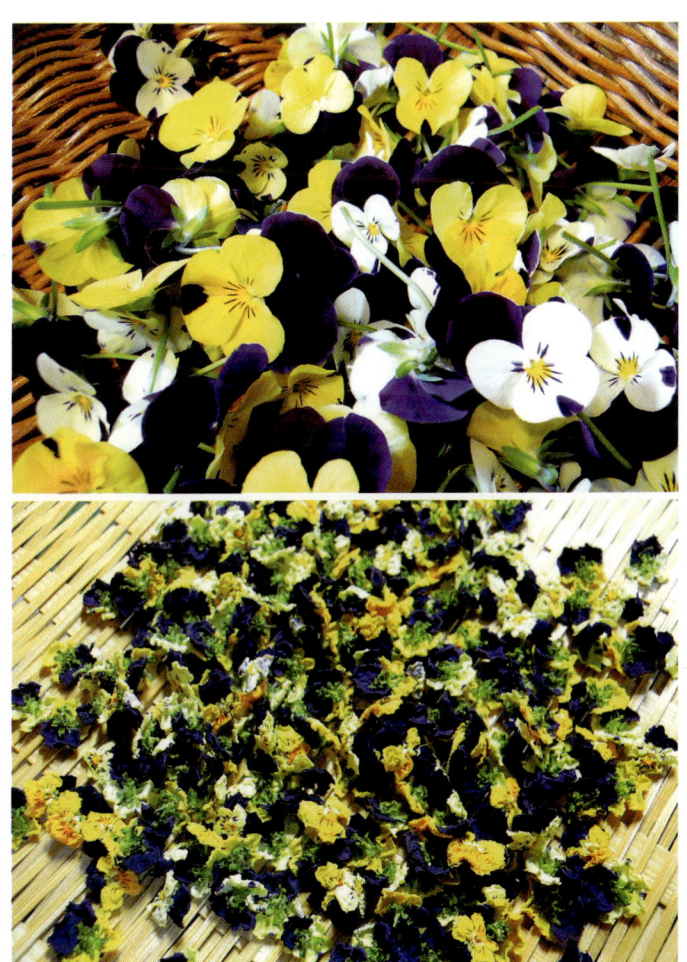

# 할미꽃차

• 개화기 : 4월 • 보존법 : 건조 • 원산지 : 한국 • 생태 : 다년초

할미꽃은 제주도를 제외한 전국의 각처에서 자라는 다년생 초본이다. 생육환경은 양지바른 곳의 토양이 중성화된 곳에서 서식한다. 꽃은 4월에 피고 꽃자루 끝에서 밑을 향하여 달리며 붉은빛을 띤 자주색이다. 할미꽃차는 몸에 부기가 생겼을 때 마시면 부기를 진정시킨다.

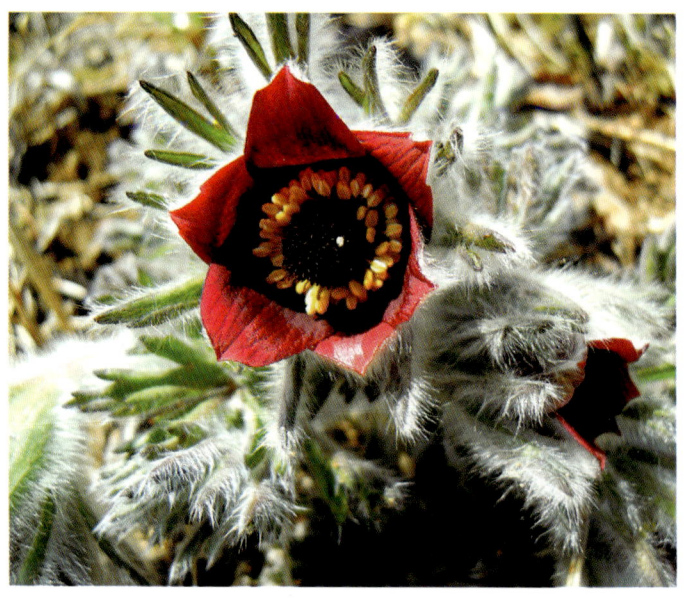

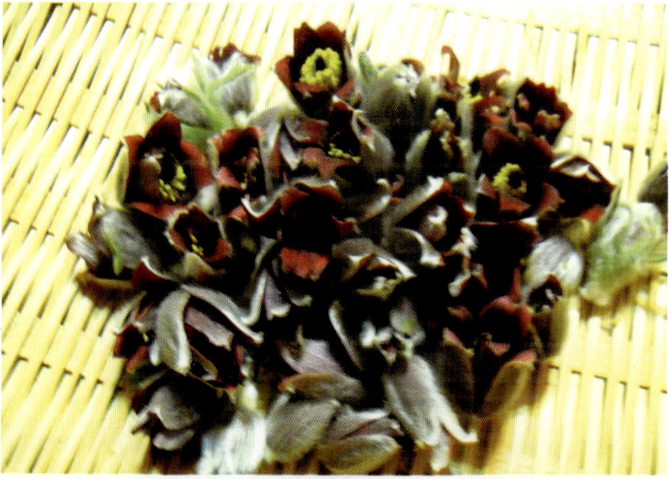

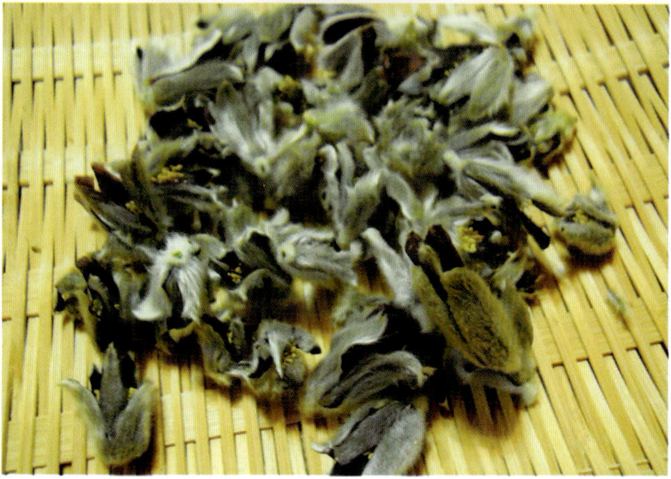

약이되는 한국의 꽃차 | 41

# 라벤더꽃차

• 개화기 : 5월~6월 • 보존법 : 건조 • 원산지 : 지중해 연안 • 생태 : 상록성 저목

라벤더 꽃에는 달콤하고 독특한 향이 있으며, 방향 성분에는 진정작용이 있다. 잠들기 전에 차를 마시면 편안한 기분으로 잠들기 쉽다. 유럽에서는 옛부터 향을 즐기는 것뿐만이 아니라 살균·진통·화상이나 류마티스의 치료를 위해 사용해왔다. 그 밖에도 설탕에 절인 꽃을 과자에 첨가하거나 허브오일로 만드는 등 즐기는 방법도 폭넓다.

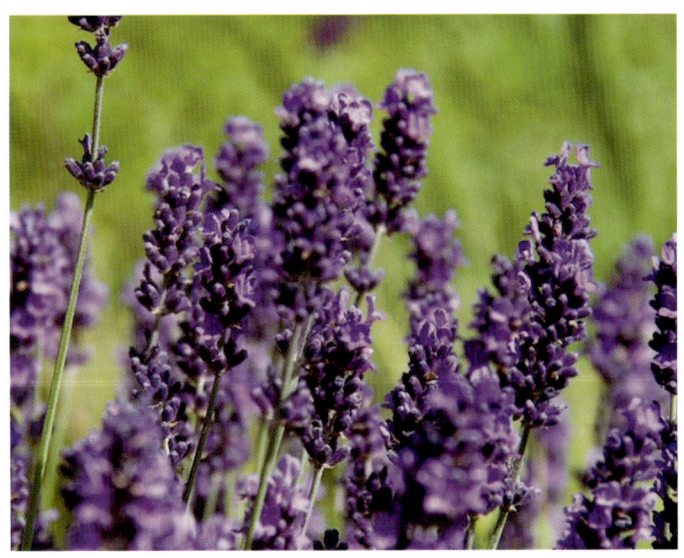

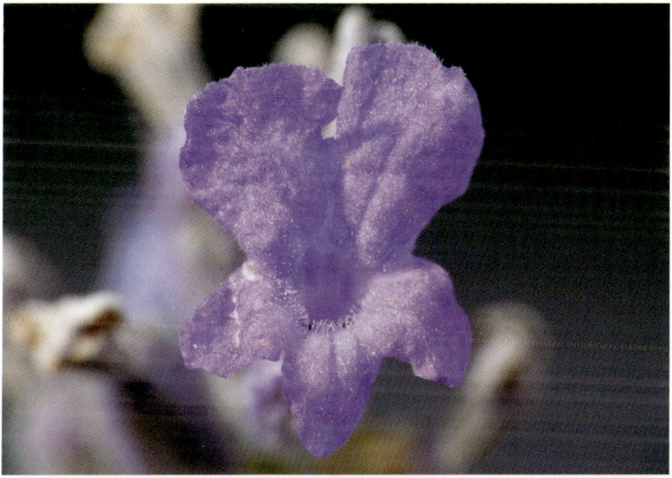

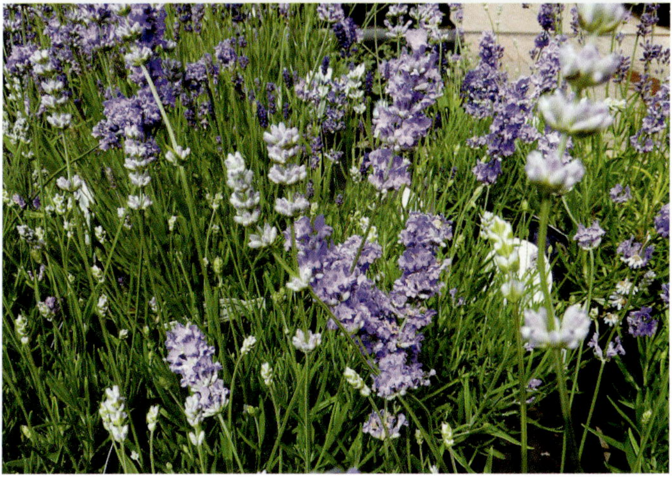

# 매화차

• 개화기 : 3월~4월 • 보존법 : 건조, 냉동 • 원산지 : 중국 사천성 • 생태 : 낙엽교목

매화는 사군자의 하나로, 매(梅)·난(蘭)·국(菊)·죽(竹) 중 첫 번째 피는 꽃으로 언 땅 위에 고운 꽃을 피워 맑은 향기를 뿜어낸다. 매화차는 신경을 많이 써서 소화가 잘 안될 때 특효가 있고, 숙취를 없애준다. 매화차는 건조해서 따뜻한 물에 우려 마시거나 꽃을 따서 즉석에서 따뜻한 물에 띄워 마시기도 하고 생화(生花)를 냉동시켜 연중 즐기기도 한다.

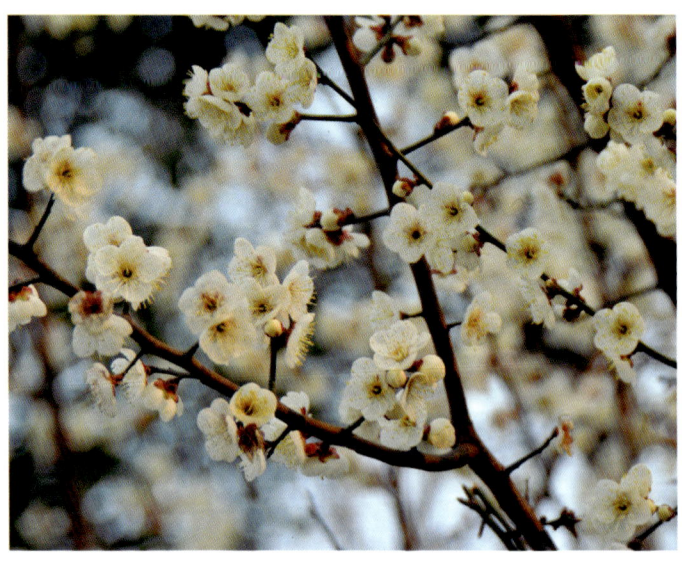

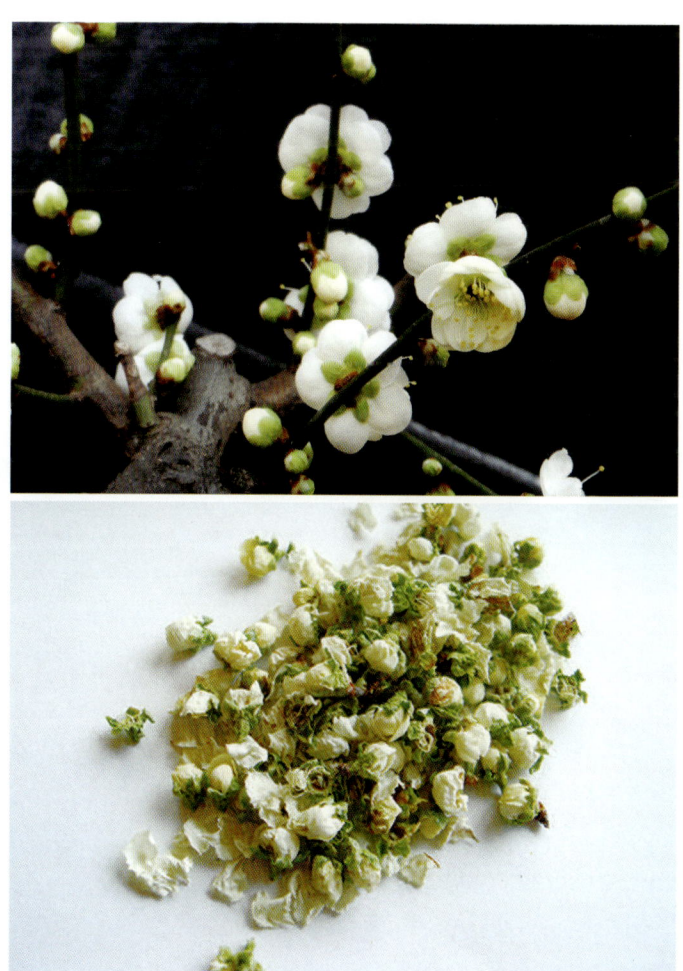

# 유채꽃차

• 개화기 : 3월~4월 • 보존법 : 건조 • 원산지 : 중국 • 생태 : 2년초

남녘의 봄을 알리는 유채의 노란 꽃은 배추꽃과 비슷하다. 어린 유채는 데쳐서 무쳐 먹거나, 생채를 쌈으로 이용해도 좋다. 유채꽃차는 달고 부드러우면서도 조금 씁쌀한 맛이 느껴지는데, 눈을 맑게 하고 독을 제거하는 효과가 있다. 그리고 몸이 붓는 유방염, 산후에도 마시면 붓기가 가라앉고, 헛배가 부를 때 마시면 속이 편해진다.

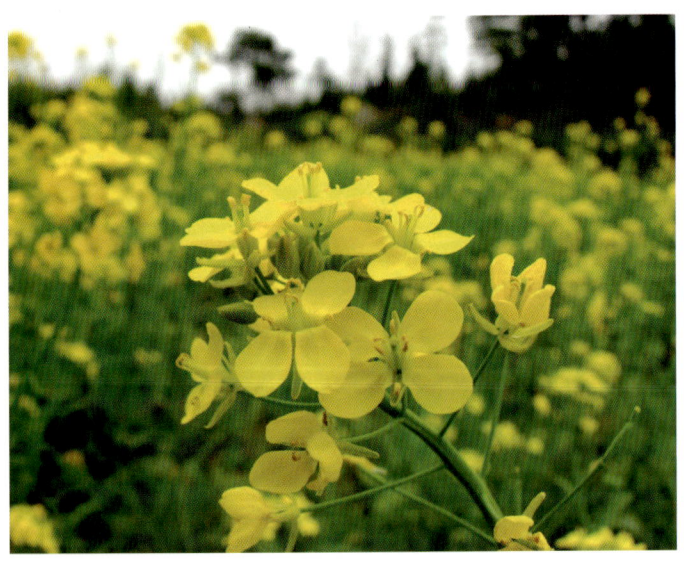

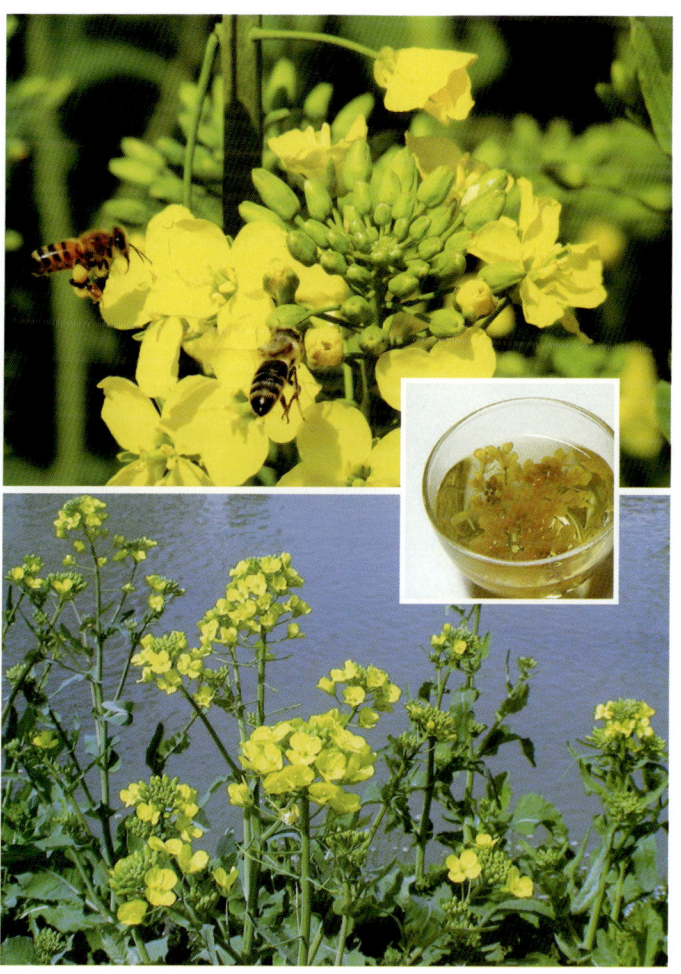

# 민들레꽃차

• 개화기 : 4월~5월 • 보존법 : 건조 • 원산지 : 한국 • 생태 : 다년초

민들레는 꽃이 피면 꽃받침이 국화와 비슷하고 그 줄기를 꺾으면 흰 즙이 난다. 민들레는 주로 잎을 캐 김치를 담거나, 나물로 무치거나 샐러드를 만들어 먹지만 꽃차로도 손색이 없다. 민들레꽃차는 소화가 잘 되지 않아 배가 아플 때, 변비가 있을 때, 간장 장애 증상이 있을 때 마시면 좋다.

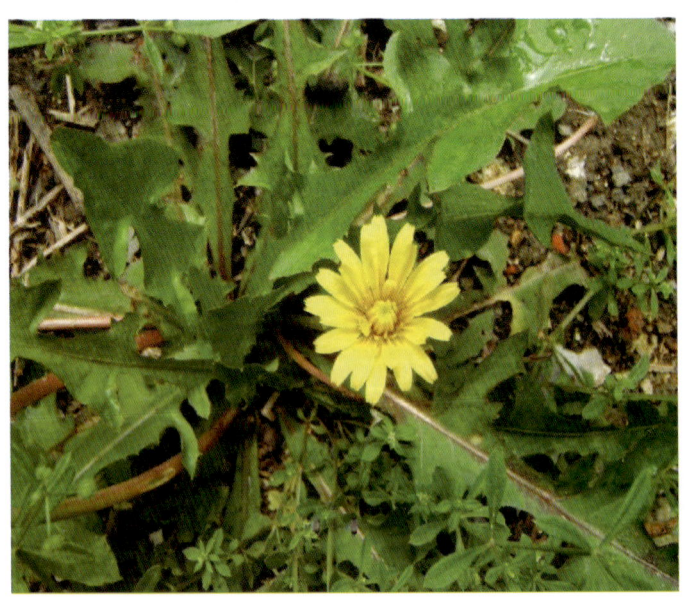

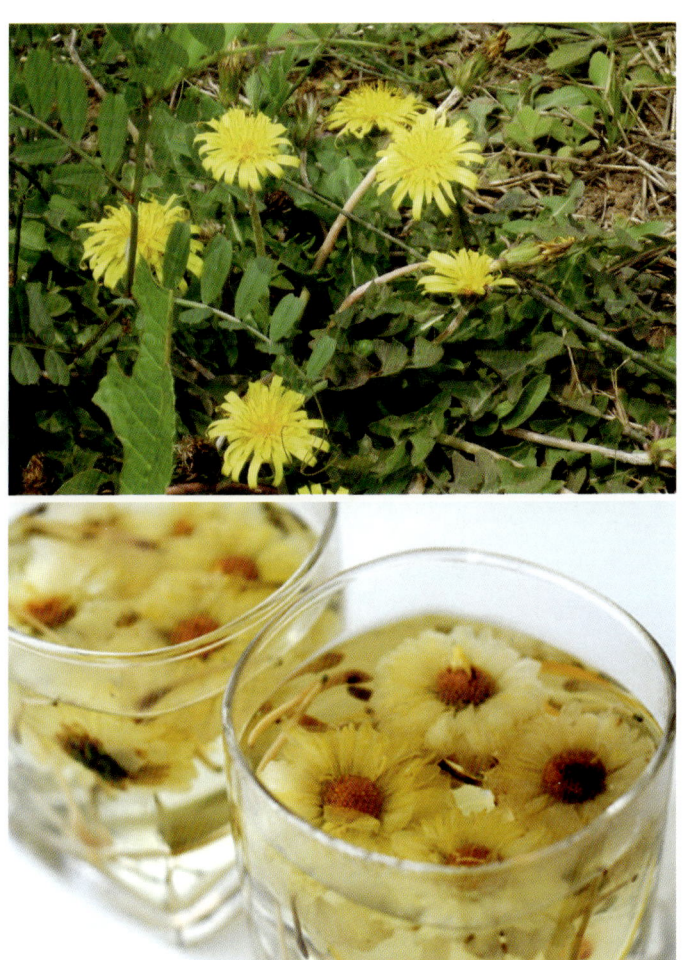

# 라일락꽃차

• 개화기 : 4월~5월 • 보존법 : 건조 • 원산지 : 유럽 남부 • 생태 : 낙엽활엽관목

라일락 향기는 정신이 몽롱해질 정도로 강렬하다. 그 강렬한 향기에 취해 꽃잎을 살짝 씹어보면 '첫사랑' 처럼 처음엔 달콤하다가 곧바로 쓰디쓴 맛이 밀려온다. 라일락꽃차 역시 처음엔 달콤한 향기에 취하지만 뒷맛은 쓰다. 그 쓴맛은 식욕을 증진시키고, 피로를 회복시켜준다. 라일락꽃차의 재료는 꽃이 피어나기 전 꽃봉우리를 건조시켜 만든다.

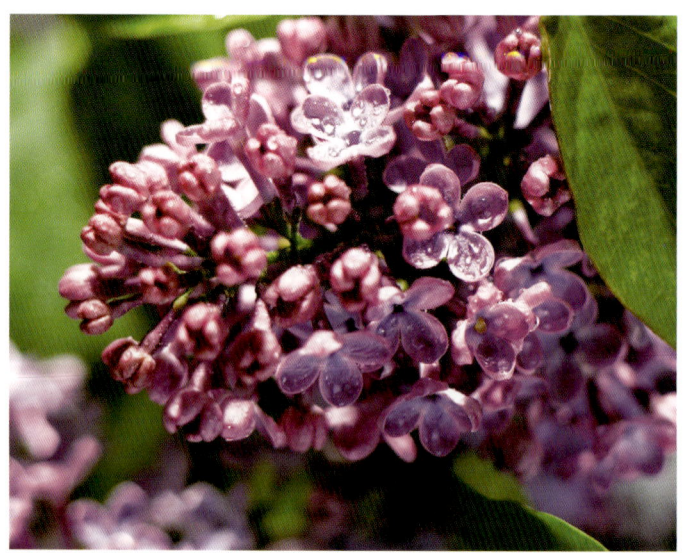

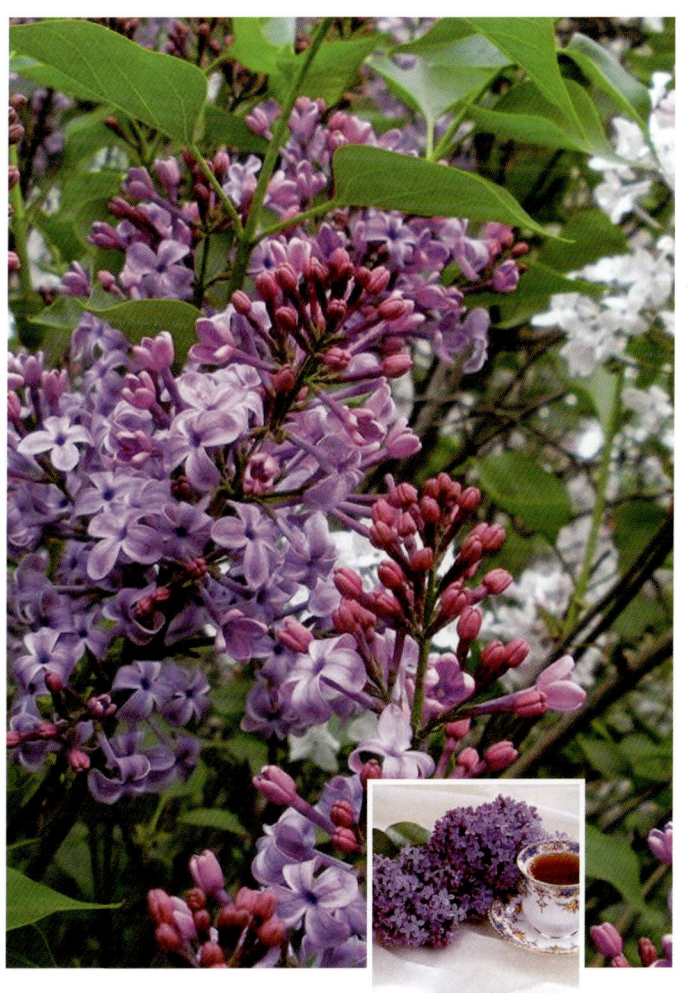

# 산수유꽃차

• 개화기 : 3월~4월 • 보존법 : 건조 • 원산지 : 한국 • 생태 : 낙엽활엽교목

'남자한테는 참 좋은데 어떻게 말을 못하겠네' 하고 광고하던 주인공이 바로 산수유다. 산수유를 이렇게 표현한 이유는 산수유가 신장기능을 강화시키는 데 특효가 있기 때문이다. 신장은 생식기와 성호르몬과 연관이 있기 때문에 남자의 정력을 강하게 하는 효과를 볼 수 있는 것이다. 산수유꽃차 역시 신장기능을 좋게 한다.

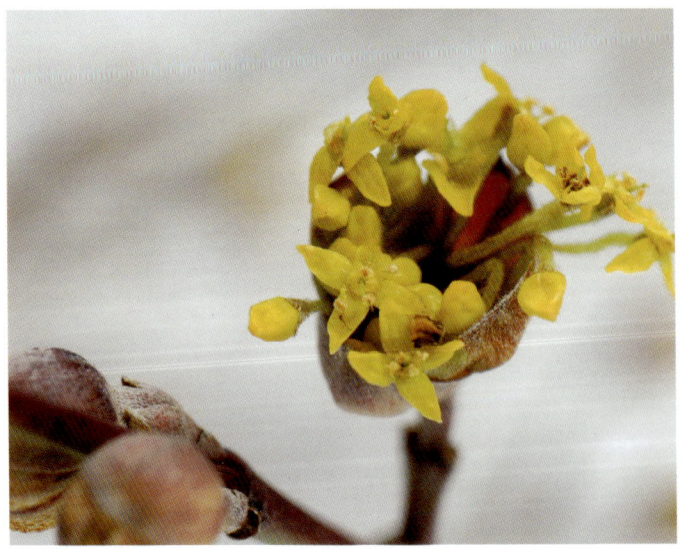

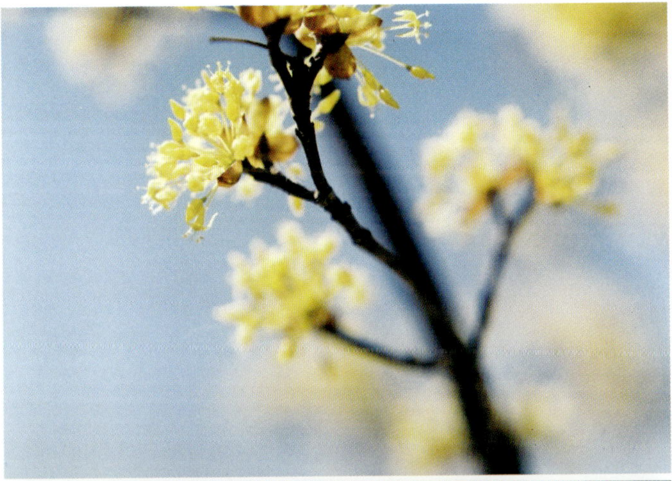

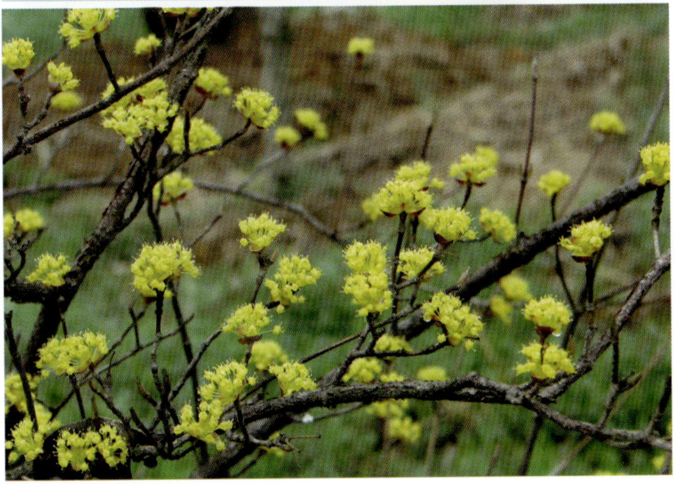

약이되는 한국의 꽃차

# 산딸나무꽃차

• 개화기 : 6월 • 보존법 : 건조 • 원산지 : 한국 • 생태 : 낙엽활엽교목

열매가 딸기와 비슷하게 생겨서 산의 딸기나무란 의미로 산딸나무라고 한다. 산딸나무꽃차는 뱃속에 탈이 생겨 배가 답답하고 팽팽하게 부어오르는데, 소화불량, 배아픔, 설사를 낫게 한다. 그리고 산딸나무 열매로 술을 담가 먹거나 열매와 씨를 건조시켜서 분말로 만들어 따뜻한 물에 타 먹으면 면역력이 강화된다.

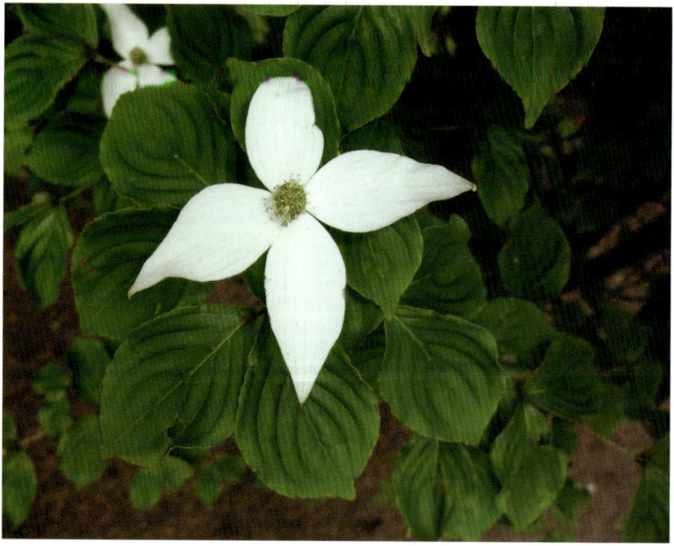

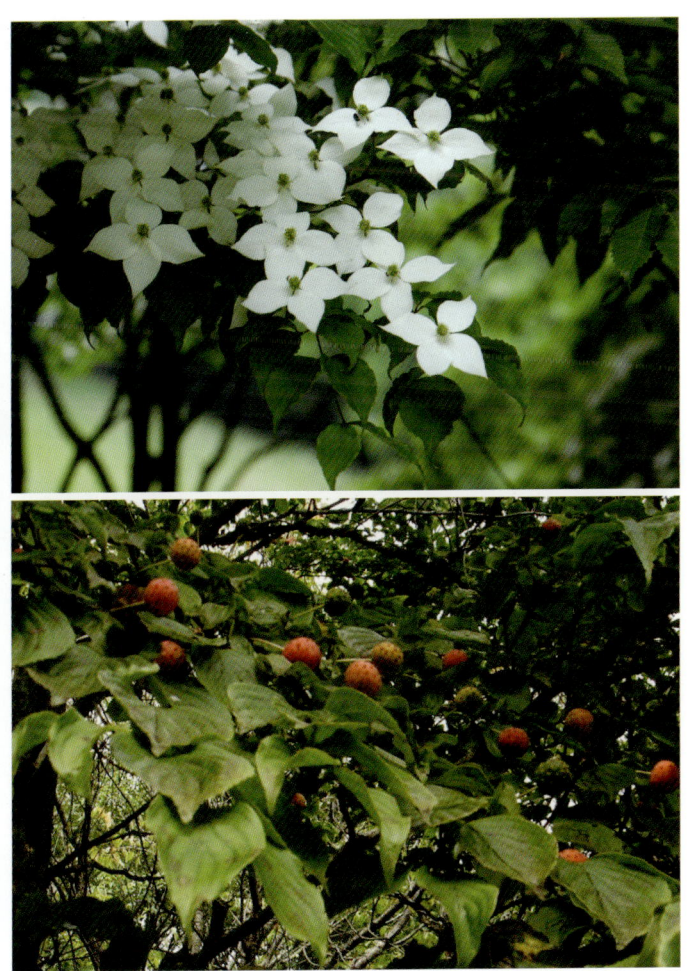

# 산딸기꽃차

• 개화기 : 5월~6월 • 보존법 : 건조 • 원산지 : 유럽, 아시아 • 생태 : 낙엽활엽관목

산딸기는 우리나라 각처의 산과 들에 흔히 자라는 낙엽관목이다. 생육환경은 햇볕이 잘 들어오는 양지에서 자란다. 산딸기꽃차는 자양·강정·강장 등의 효능을 가지고 있어 신체허약·유정·음위·빈뇨 등에 마시면 좋다. 또한 피부를 부드럽게 해주고 몸을 따뜻하게 해주는 효과도 있다.

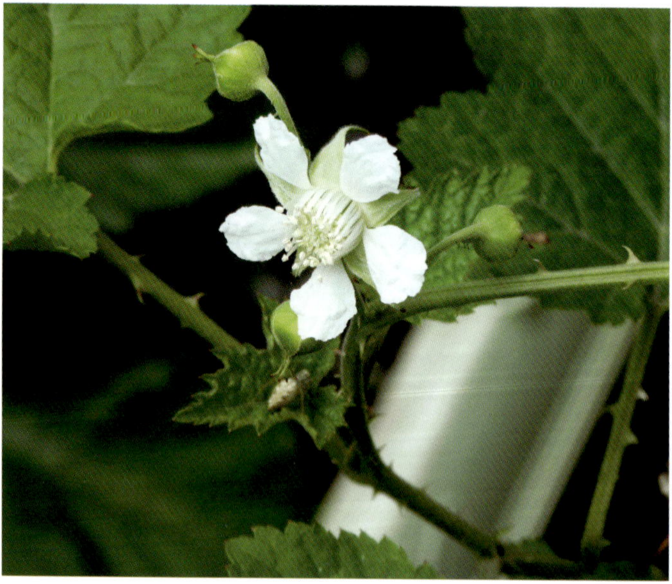

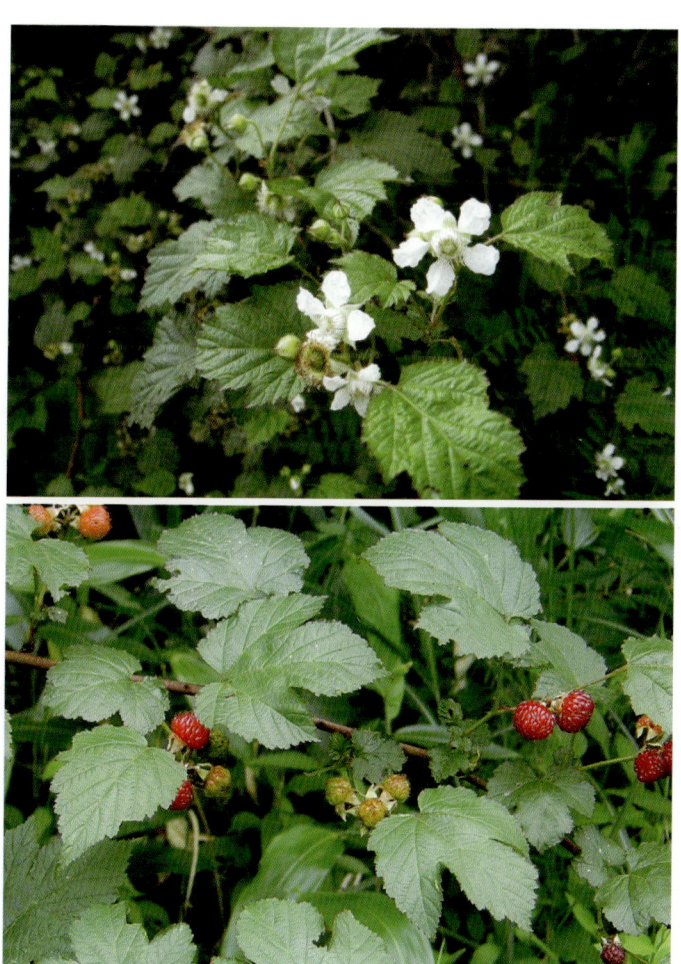

# 광대나물꽃차

• 개화기 : 4월~5월 • 보존법 : 건조 • 원산지 : 한국 • 생태 : 2년초

광대나물은 우리나라 각처의 밭이나 길가에서 자란다. 생육환경은 비교적 햇살이 많이 드는 양지쪽에서 잘 자란다. 광대나물꽃은 붉은 자줏빛으로 잎 겨드랑이에 여러 개씩 돌려난 것처럼 핀다. 광대나물꽃차는 풍을 없애주며 진통과 소종 등의 효능을 가지고 있다.

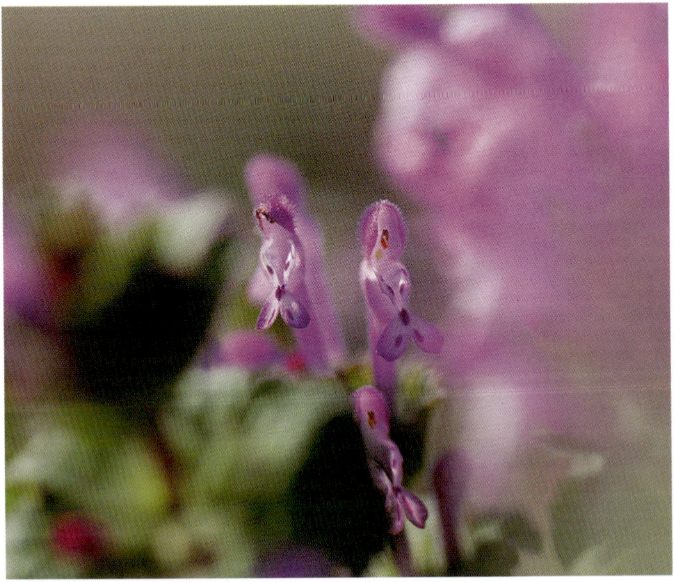

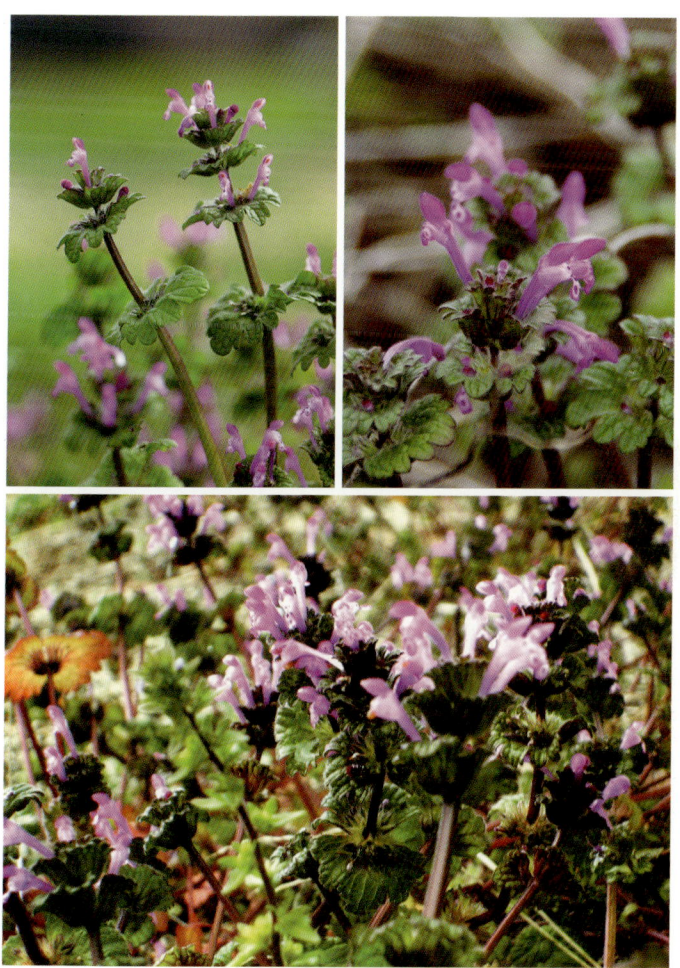

# 맥문동꽃차

• 개화기 : 5월~6월 • 보존법 : 건조 • 원산지 : 한국 • 생태 : 다년초

난(蘭)과 비슷하지만 군락을 이루며 자라는 맥문동은 작은 보라색 꽃들이 꽃대에 총총히 달려서 피어나고, 겨울에도 잎이 시들지 않고 푸른색을 유지하기 때문에 정원화초로 인기가 높다. 맥문동꽃차는 향은 별로 없고 씁쓸하며, 자양 강장 효과가 뛰어나고 혈당의 수치를 내려준다. 그리고 진해·가담 작용을 한다. 차색은 연한 노란색이다.

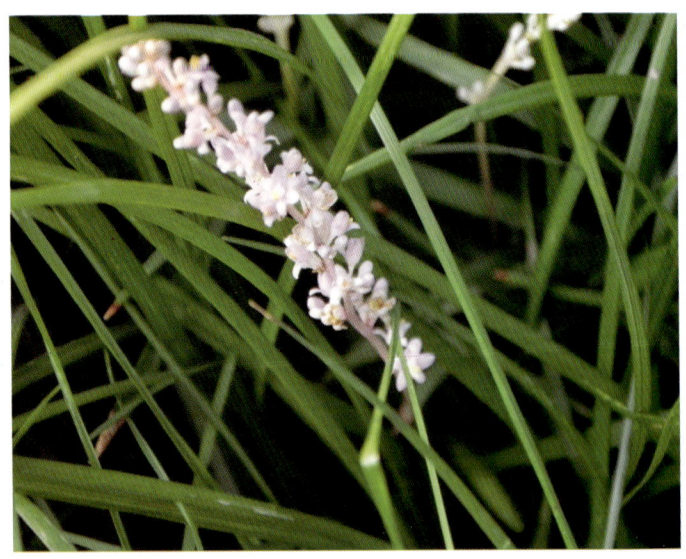

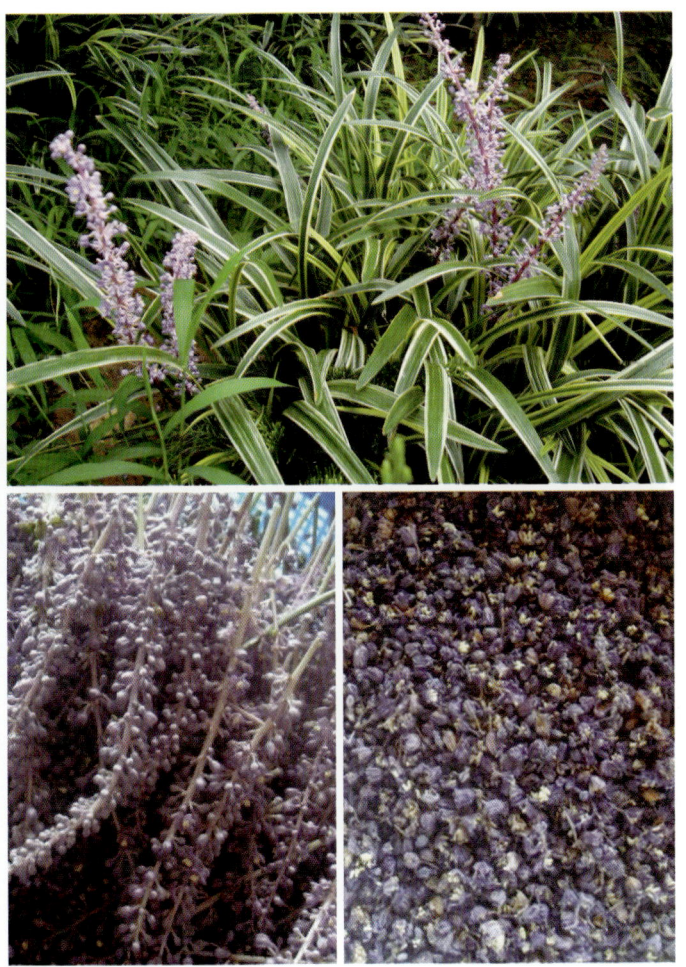

# 으름꽃차

• 개화기 : 4월 ~ 5월 • 보존법 : 건조 • 원산지 : 한국 • 생태 : 낙엽활엽, 덩굴식물

으름은 양지바른 곳이면 어떠한 토양에도 잘 자란다. 열매는 바나나와 비슷하여 한국바나나라고도 부르며, 임하부인(林下婦人)이라고도 부른다. 열매는 날것으로 먹고 어린잎은 나물로 먹는다. 으름꽃은 현기증이 날 정도로 향기가 진하다. 으름꽃차는 소변을 잘 보게 하고 양기를 온하게 하며 맥박을 강하게 하는 작용을 하고, 부종을 내려준다.

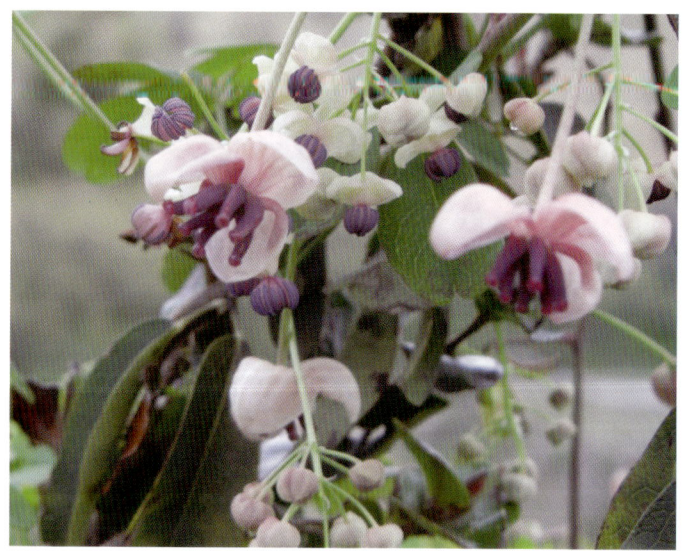

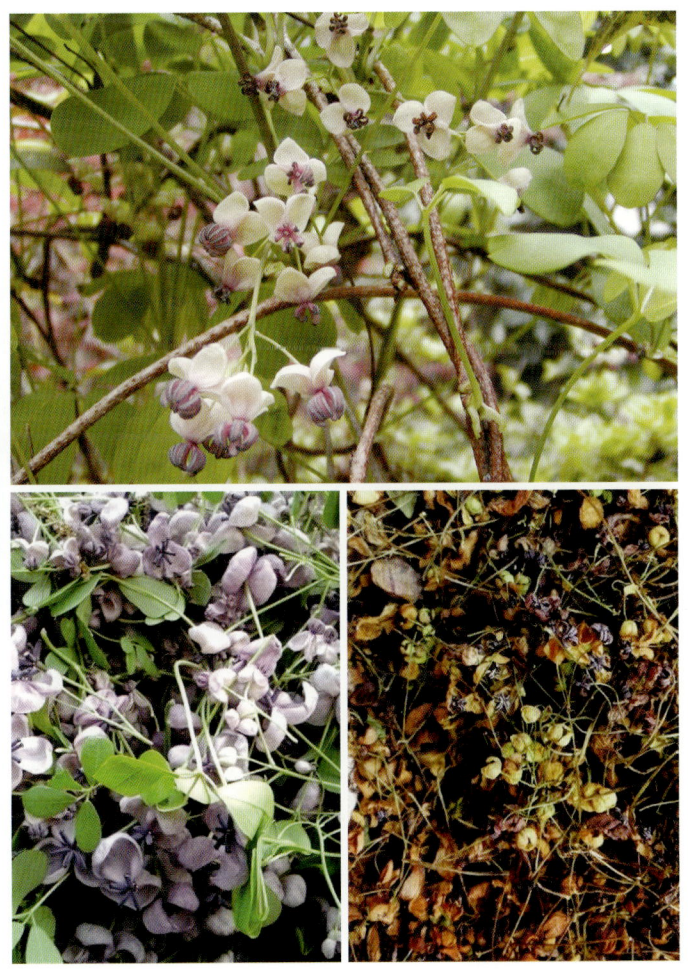

# 골담초꽃차

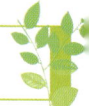

• 개화기 : 5월 • 보존법 : 건조 • 원산지 : 중국, 한국 • 생태 : 낙엽활엽관목

골담초는 우리나라 중부 이남에서 자란다. 노랗게 피어난 꽃은 시간이 지나면 붉게 변한다. 줄기에는 가시가 있고, 열매는 8~10월경에 달린다. 골담초꽃차는 뼈 마디마디가 아픈 증상·신경통·근육통·요통·타박상 등 각종 통증을 완화하는 효능이 있다. 그리고 몸이 허하고 기침이 날 때 마셔도 좋고, 허약한 여성의 기력을 회복시켜준다.

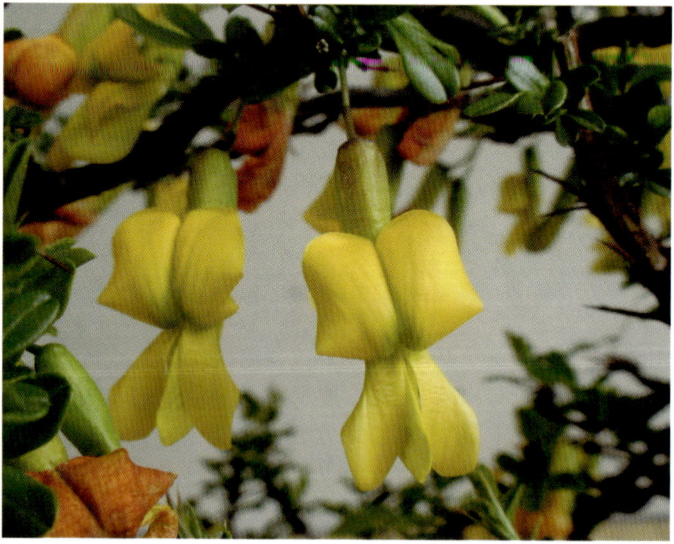

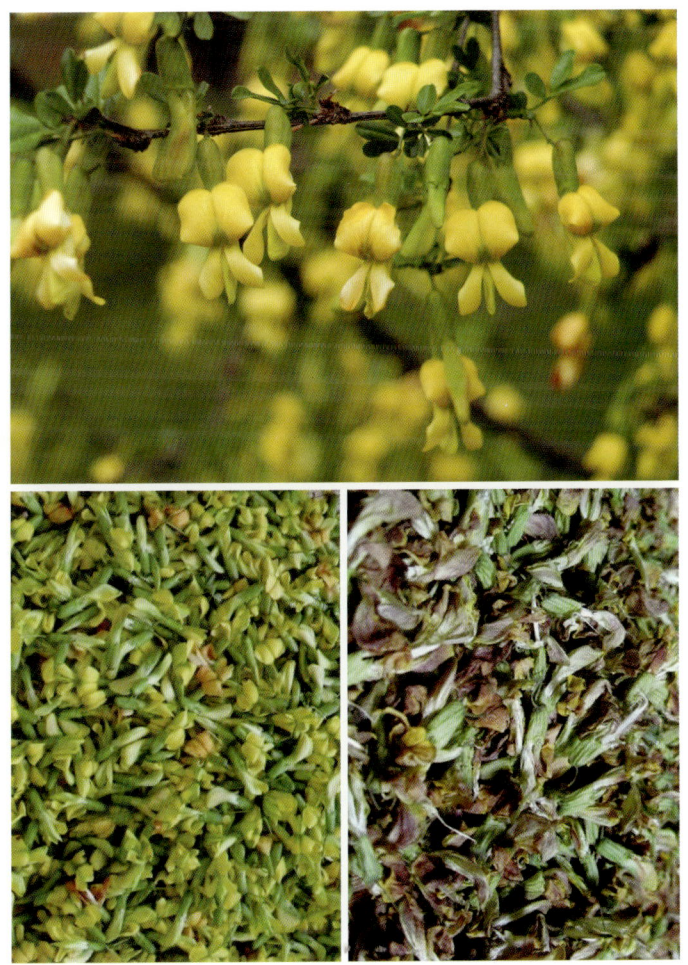

# 박태기꽃차

• 개화기 : 4월 • 보존법 : 건조 • 원산지 : 중국 • 생태 : 낙엽활엽관목

밥알 모양과 비슷한 꽃이 피기 때문에 '박태기' 라 하는데, 일부 지방에서는 '밥티나무' 라고도 한다. 꽃은 4월 하순에 잎보다 먼저 피어난다. 박태기꽃차는 이뇨작용을 잘 해주어 소변이 잘 안 나오는 데 탁월한 효능이 있고, 대하증 등 부인병 치료에도 효과가 있다. 박태기꽃은 생화를 먹기도 하는데 약간의 독성이 있음으로 많이 먹으면 안 된다.

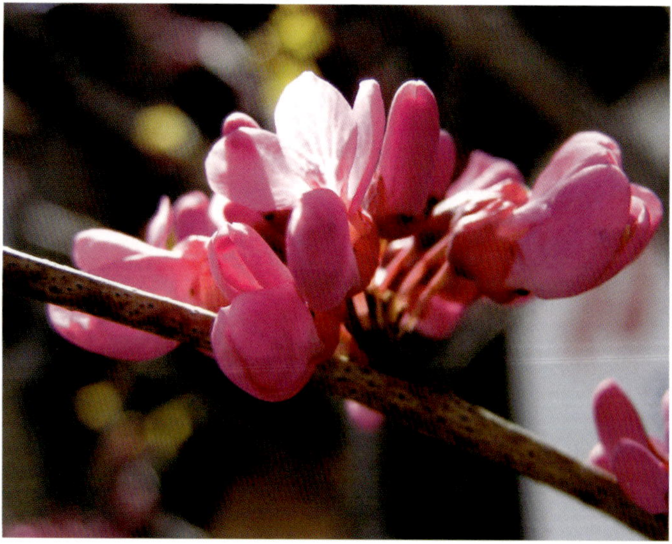

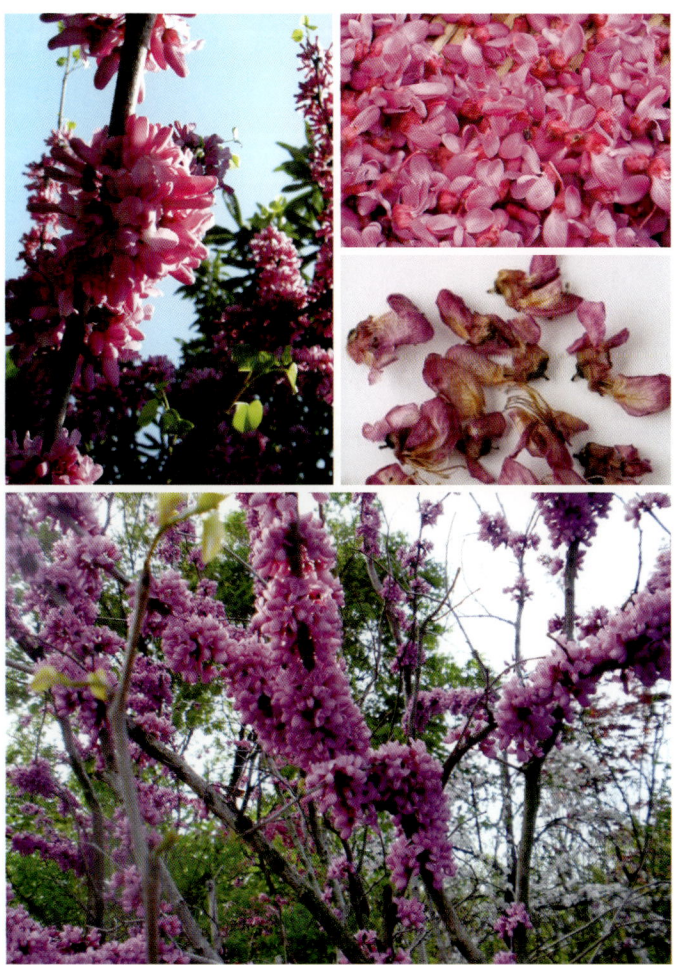

# 도화차

• 개화기 : 4월 중순~5월 초순 • 보존법 : 건조 • 원산지 : 중국 • 생태 : 낙엽활엽소교목

복숭아는 불로장생의 의미가 있으며, 『사기』에 '복숭아나무와 자두나무는 말하지 않아도 스스로 길을 만든다' 라는 뜻이 있는데 이는 덕 있는 사람은 무언중(無言中)에 사람을 감복시킨다는 의미이다. 도화차(桃花茶), 즉 복숭아꽃차는 거칠어진 피부에 탄력을 주고 화색이 돌게 한다. 변비에도 탁월한 효과가 있어 '여성의 차' 라 해도 과언이 아니다.

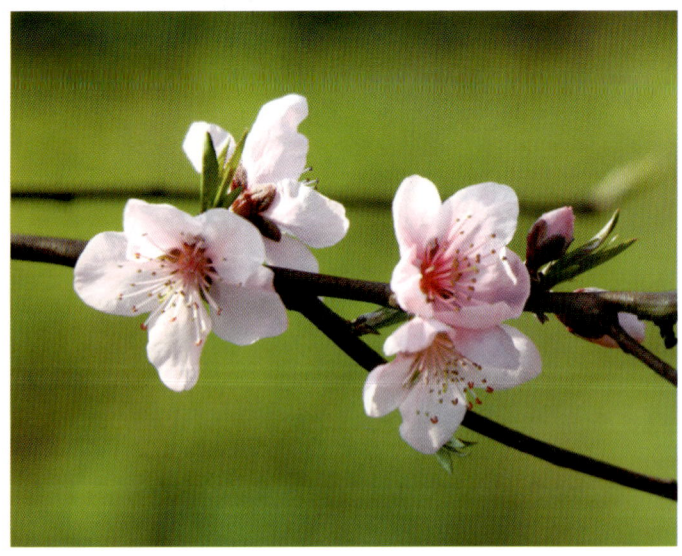

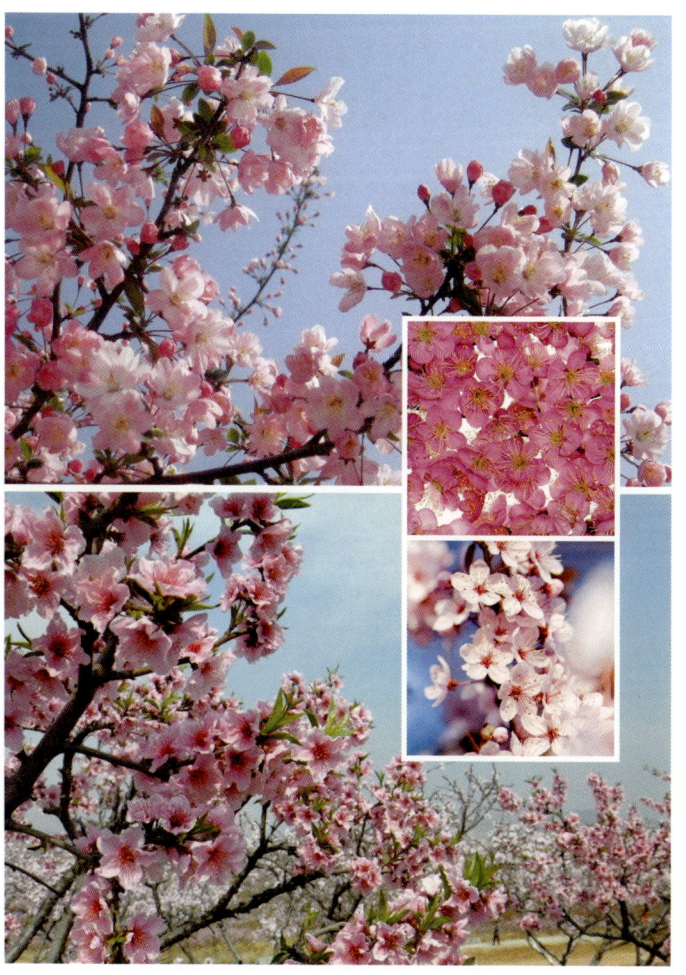

# 살구꽃차

• 개화기 : 4월 중순 • 보존법 : 건조 • 원산지 : 중국 • 생태 : 낙엽활엽소교목

살구꽃은 복숭아꽃과 더불어 우리나라의 봄을 상징하는 대표적인 꽃이다. 살구꽃은 4월 중순에 잎보다 먼저 피고, 연한 홍색이다. 살구꽃차는 허한 기력을 보충하는 효능이 있다. 오장육부를 상했을 때, 혈맥이 원활하지 않아 생기는 가슴답답증·수족냉증·비만을 치료한다. 살구씨는 여성의 피부 미용에 사용한다.

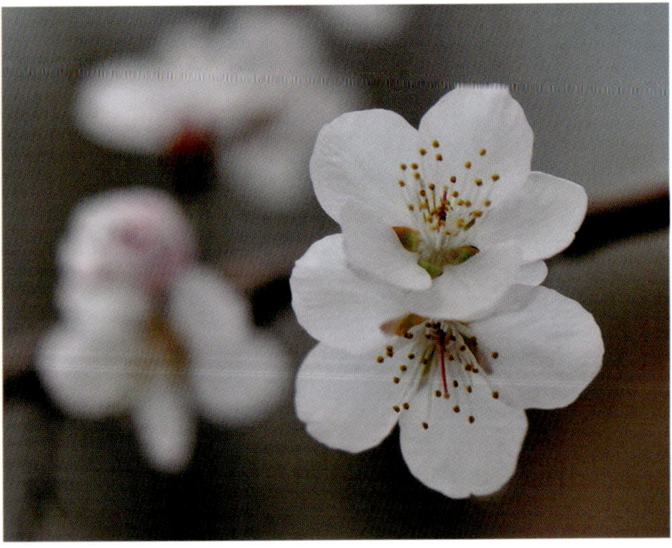

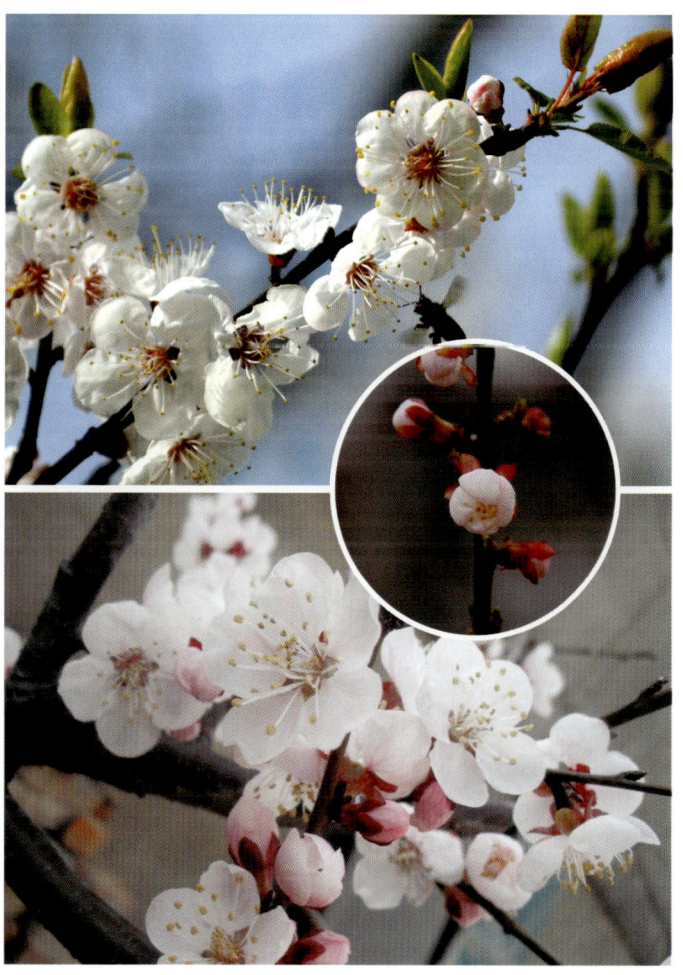

# 사과꽃차

• 개화기 : 4월~5월 • 보존법 : 건조 • 원산지 : 중앙아시아 • 생태 : 낙엽활엽소교목

사과의 원산지는 중앙아시아의 초원지대로 알려져 있다. 우리나라에서는 광무(光武) 10년(1906년) 각국에서 각종 과수의 개량품종을 도입할 때 사과도 함께 도입된 것으로 알려지고 있다. 사과꽃차는 체내 노폐물 배출 효과가 탁월해 다이어트에 도움이 된다. 특히 아침에 섭취하면 위의 활동을 도와 소화를 좋게 한다.

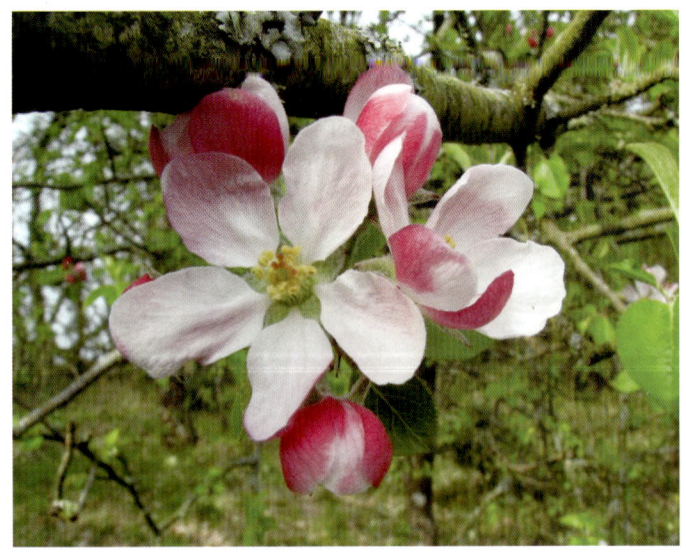

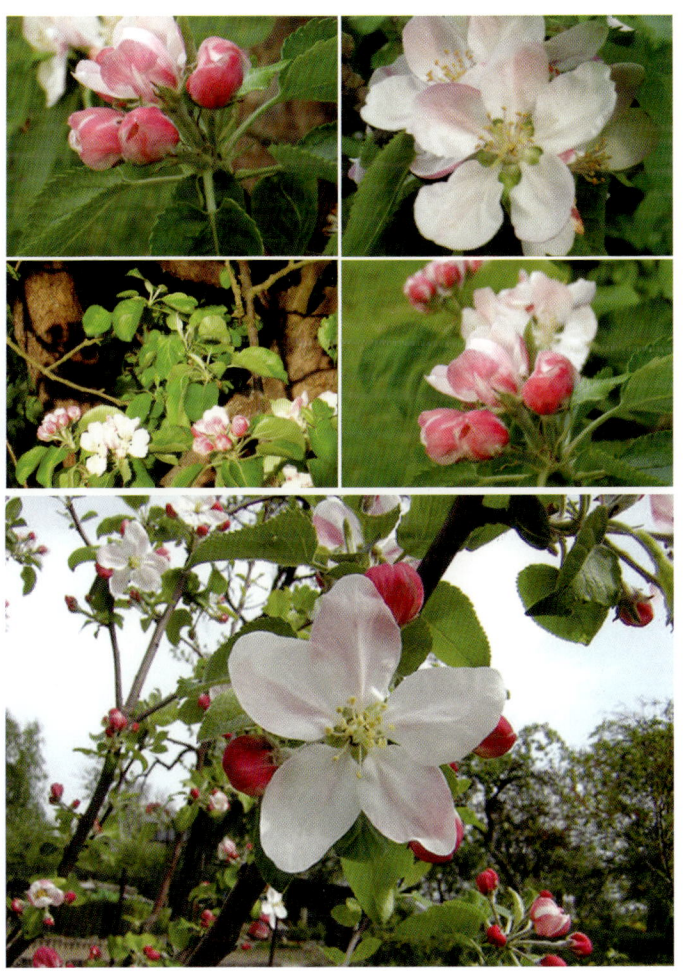

# 배꽃차

• 개화기 : 4월 중순 • 보존법 : 건조 • 원산지 : 중국 양지강 연안 • 생태 : 낙엽활엽소교목

3,000년 전부터 재배되기 시작한 배는 달콤하면서도 아삭아삭한 맛이 좋고, 사과와 더불어 가을을 대표하는 과일이다. 배꽃차는 향이 싱그럽고, 가래를 삭이고 기관지를 깨끗하게 해주는 효능이 있어 이를 통해 감기를 예방하고 개선하는 데 도움을 준다. 또한 이뇨 촉진작용이 있어 붓기를 가라앉히는 데도 좋다.

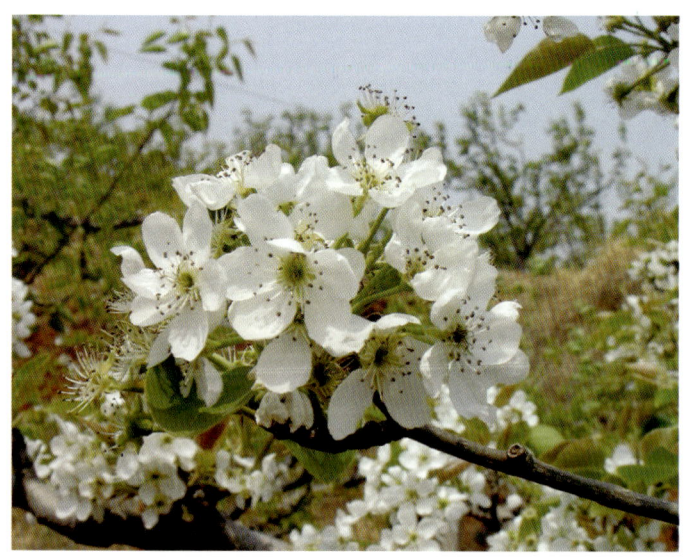

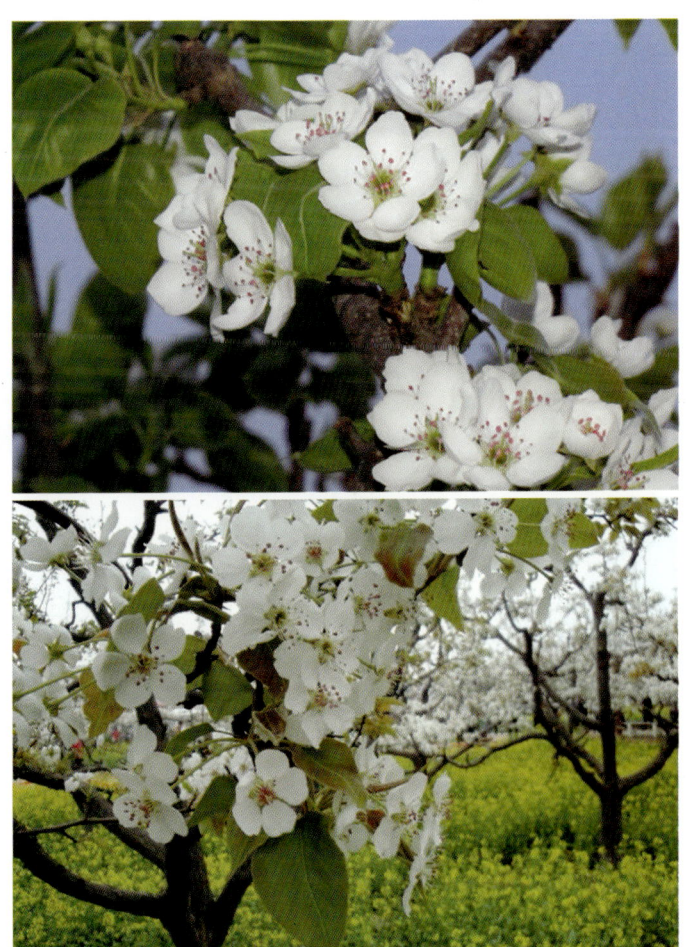

# 감꽃차

• 개화기 : 5월~6월 • 보존법 : 건조 • 원산지 : 한국, 중국, 일본 • 생태 : 낙엽활엽교목

감나무의 학명은 'Diospyros' 인데 이는 '과실의 신' 이란 뜻이다. 한자로는 시(枾)라 부르는데 한자의 어의를 따라 우리나라에서는 '감' 이라 부르게 된 것으로 추정된다. 감꽃차는 비타민C 성분이 많아 피로회복과 면역력 증진에 효과가 크고, 말린 감꽃을 볶아 가루를 만들어 하루 3회 정도 복용하면 설사에 효능이 크다.

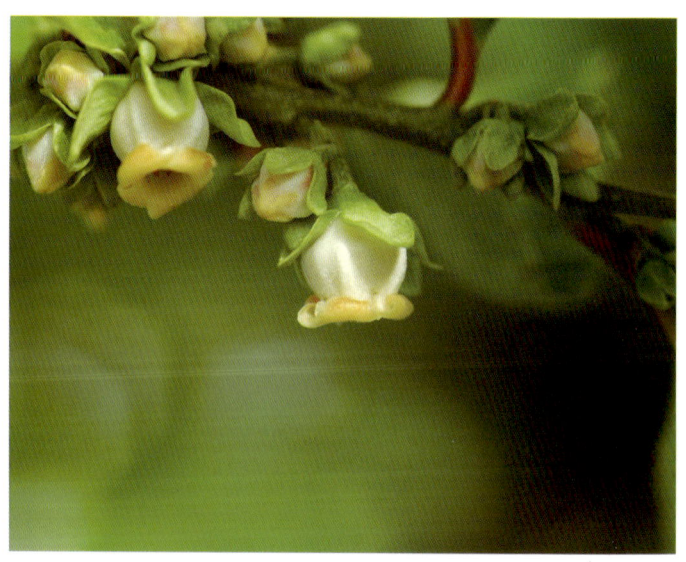

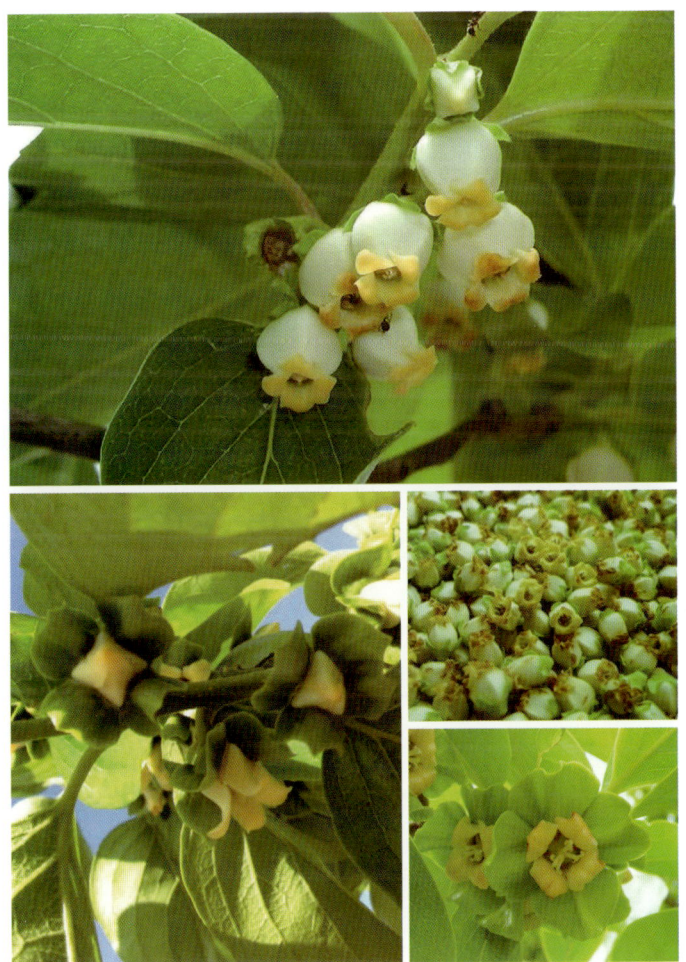

# 앵두꽃차

• 개화기 : 3월초~4월초  • 보존법 : 건조  • 원산지 : 중국 화북, 만주  • 생태 : 낙엽활엽관목

앵두는 예부터 정원이나 집 주위에 관상용으로 심은 재래 과수이다. 앵두꽃은 가지 가득히 하얗고 작게 피어나고, 반들반들한 과실은 5월말부터 착색하기 시작하여 6월초에 빨갛게 달린다. 앵두꽃차에서는 엷은 앵두 향기가 나고 맛 역시 앵두처럼 약간 달콤하고 새콤한 맛이 난다. 입안과 목이 마르는 구갈증을 해소하고, 이뇨에 좋다.

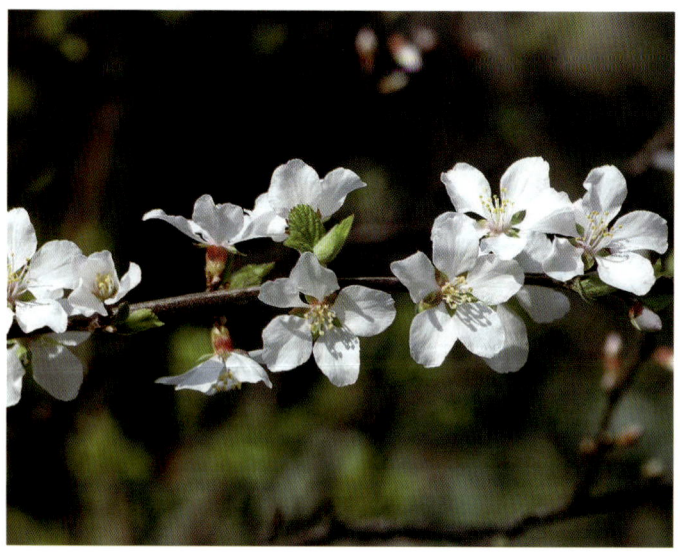

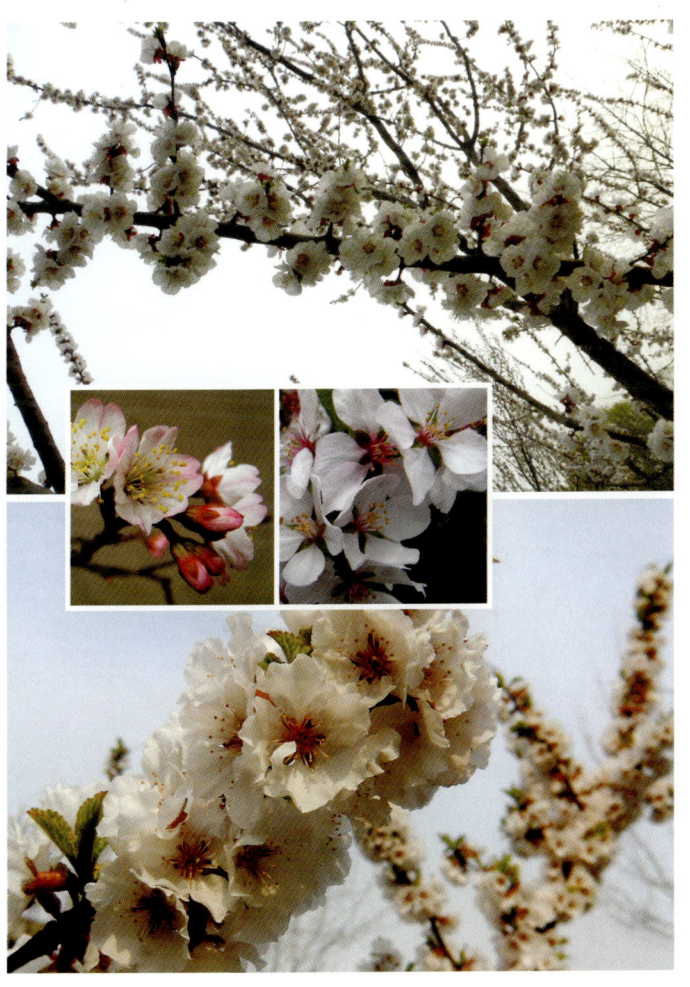

# 은행나무꽃차

• 개화기 : 4월말~5월초 • 보존법 : 건조 • 원산지 : 중국 • 생태 : 낙엽활엽교목

은행나무는 암수딴그루이다. 꽃은 암수 모두 연두색인데, 암꽃은 꽃의 암술처럼 생겼고, 수꽃은 작은 열매처럼 생겼다. 수꽃은 쉽게 볼 수 있지만 암꽃은 유심히 봐야 보인다. 은행꽃차는 천식기침을 멎게 하고 가래가 적게 나오게 하는 효능이 있다. 그리고 꽃에 함유된 플라보노이드 성분은 식물에 기생하는 곰팡이, 바이러스를 죽이거나 억제한다.

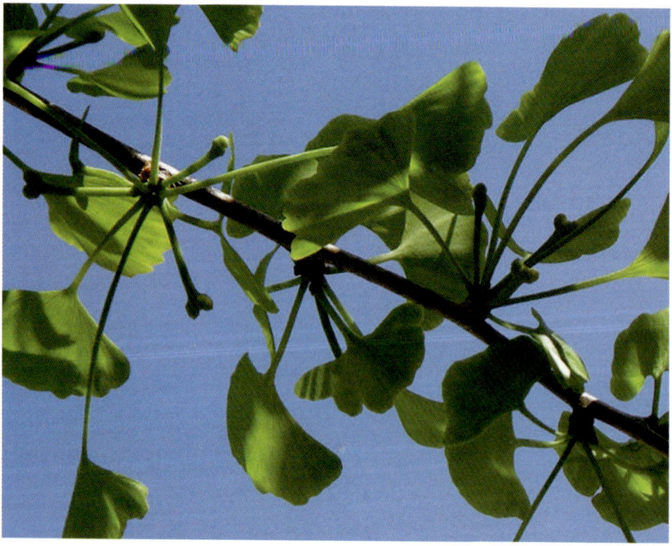

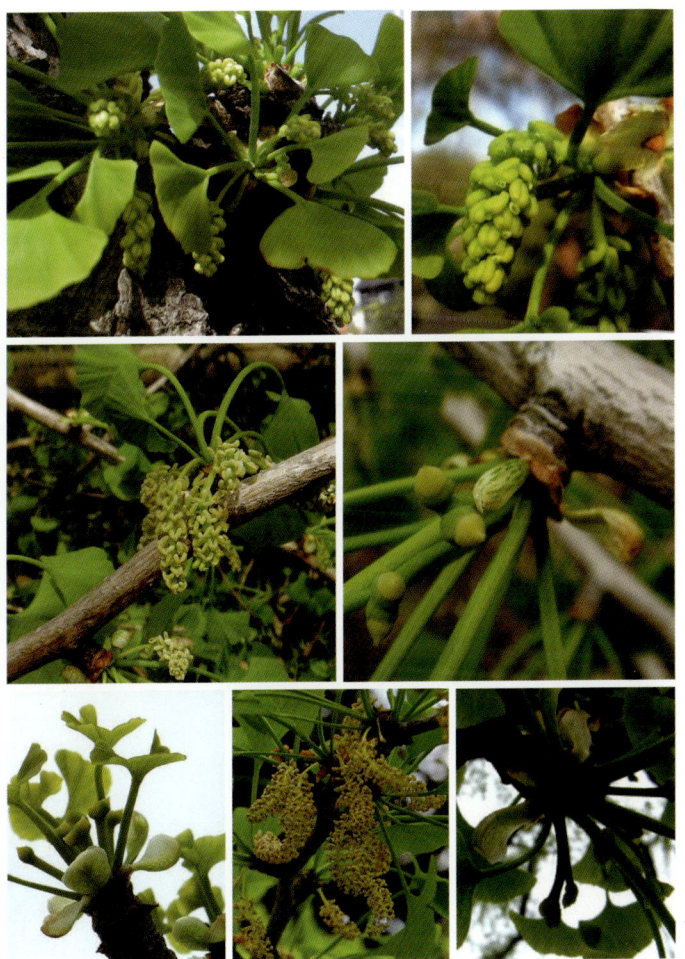

# 닥나무꽃차

• 개화기 : 5월~6월 • 보존법 : 건조 • 원산지 : 아시아 • 생태 : 낙엽활엽관목

닥나무의 열매와 어린잎은 식용으로 한다. 나무껍질의 섬유가 길고 질겨서 창호지나 표구용 화선지 등 오랫동안 보존해야 하는 종이를 만든다. 옷을 만들기도 한다. 닥나무를 우린 물을 마시면 뼈에 좋고 신경통을 완화하는 효능이 있어 허리통증을 낫게 한다. 닥나무꽃차는 이뇨·강장 효과가 있으며 눈을 밝게 한다.

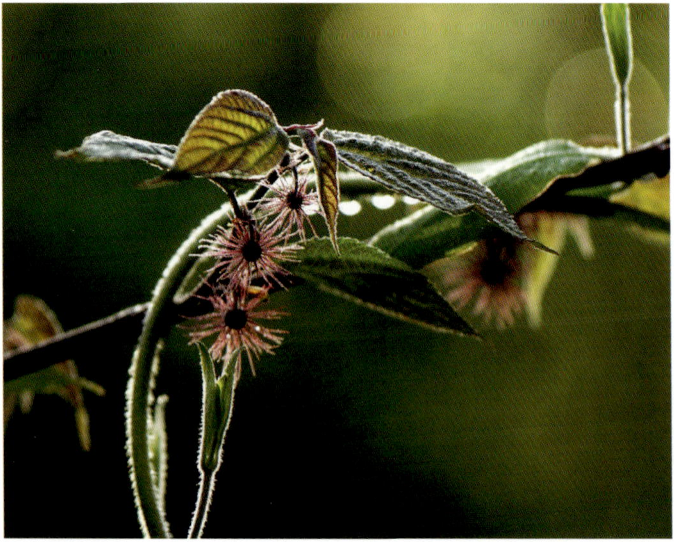

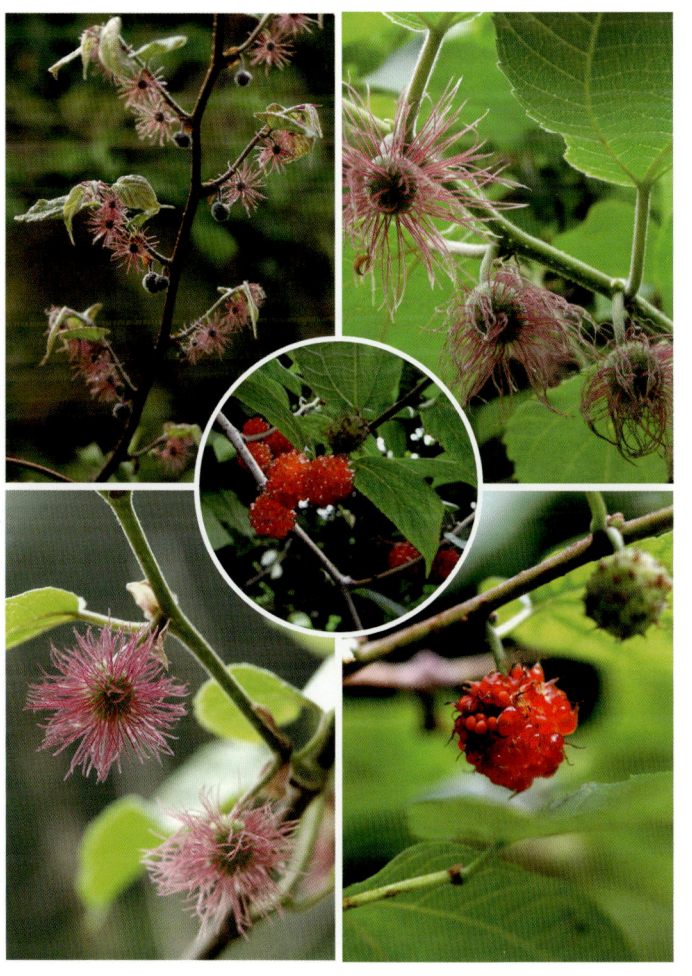

# 때죽나무꽃차

• 개화기 : 5월~6월 • 보존법 : 건조 • 원산지 : 한국 • 생태 : 낙엽활엽교목

때죽나무의 진, 열매에는 강한 살충 성분이 있어 나뭇가지나 열매를 물에 오래 담가 진액을 만들어 살충제로 이용하였다. 특히 재래식 화장실에 뿌려서 파리 번식을 막는 용도로도 썼다. 열매와 달리 꽃은 독성이 없고 꽃향기가 좋아 향수의 원료로도 사용한다. 때죽나무꽃차는 관절염·신경통에 좋고, 정화작용이 있어 인후염과 치통에도 효과가 있다.

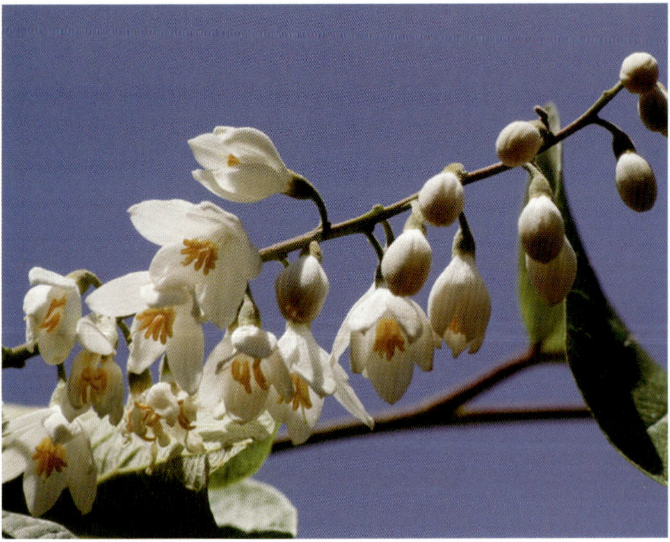

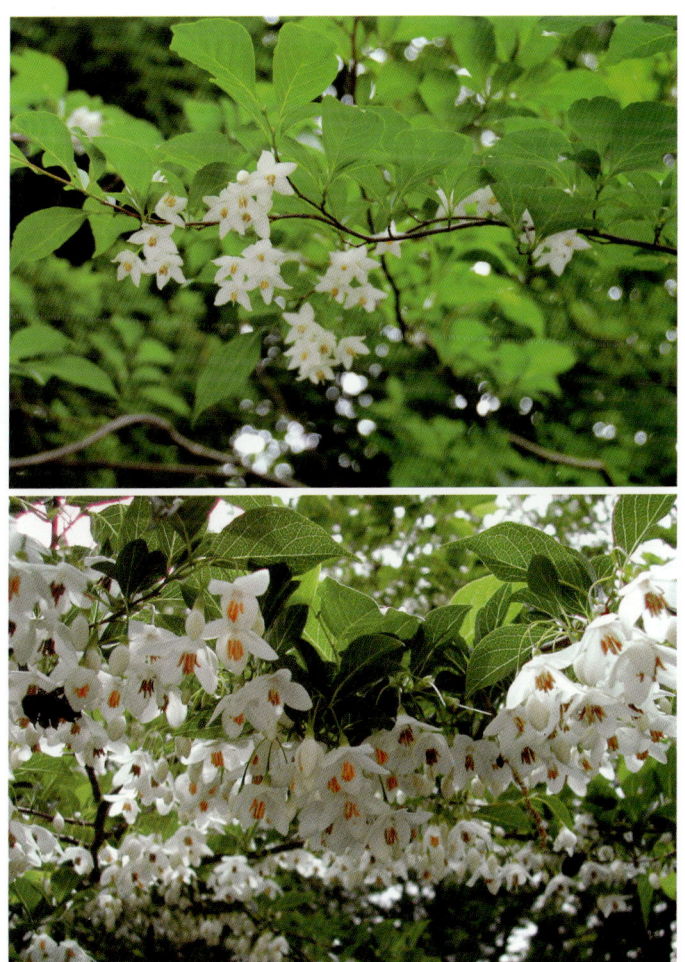

# 머위꽃차

• 개화기 : 4월~5월 • 보존법 : 날것, 냉동 • 원산지 : 한국, 중국, 일본 • 생태 : 다년초

줄기를 삶아서 물에 담가 아릿한 맛을 우려낸 후 껍질을 벗겨 간을 해서 먹고, 잎은 우려서 나물로 하거나 기름으로 볶아 먹기도 한다. 갓 자라나는 꽃을 덩어리째로 된장 속에 박거나 또는 튀김으로 하면 맛이 대단히 좋다. 또 꽃으로 차를 끓여 먹기도 하고 약술을 만들기도 한다. 해독·어혈제거·편도선염에 효능이 있다.

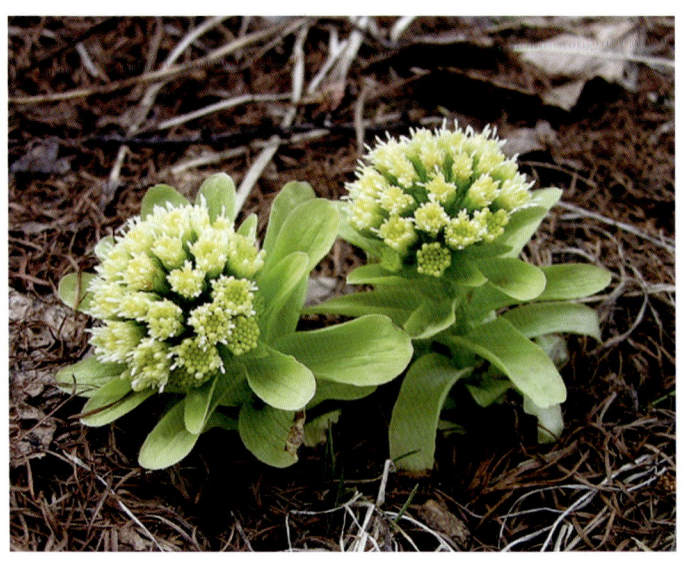

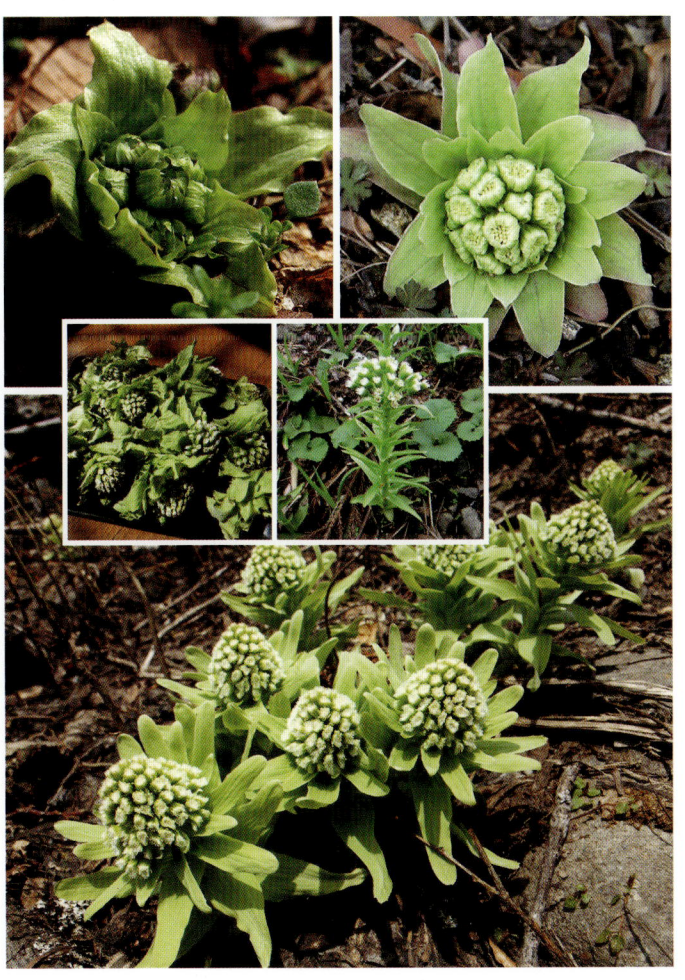

# 모과꽃차

• 개화기 : 4월~5월 • 보존법 : 건조 • 원산지 : 중국 • 생태 : 낙엽활엽교목

모과는 잘 익은 노란 열매가 마치 참외와 같아 '나무에 달리는 참외' 라는 뜻의 목과(木瓜)라고 부르다가 모과가 되었다. 늦봄이나 초여름에 붉은색 또는 흰색의 꽃이 핀다. 예로부터 민간에서는 감기나 기침·가래가 있을 때 차로 끓여 마시면 좋다고 알려져 왔다. 최근 천연 방향제로도 각광받고 있다.

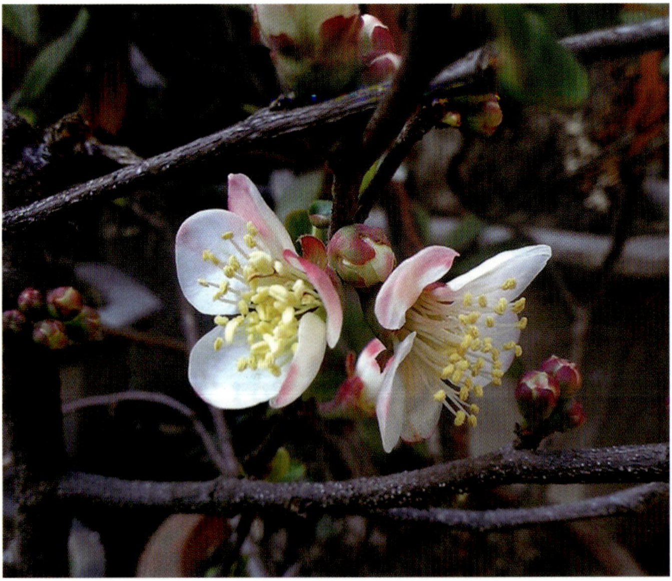

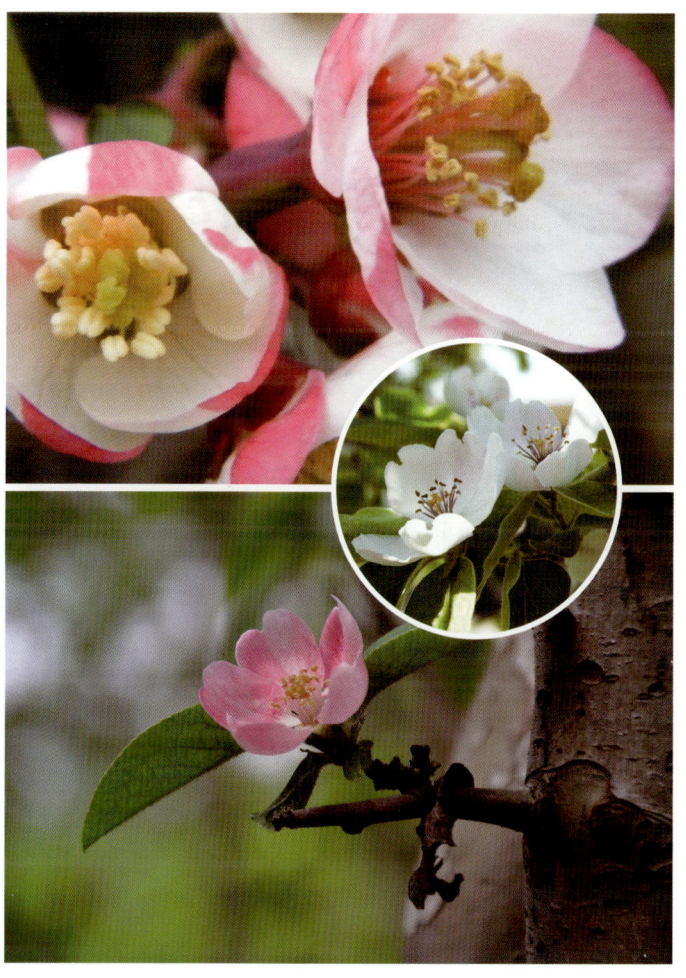

# 병꽃차

• 개화기 : 4월~5월  • 보존법 : 건조, 생것  • 원산지 : 한국  • 생태 : 낙엽활엽관목

꽃잎 벌어지기 전의 모양이 꼭 병(甁)을 닮았다 하여 붙여진 이름이라 한다. 병꽃나무는 산기슭의 습지에서 자라는데, 꽃이 처음에는 연녹색을 띠다가 노란색으로 변했다가 붉은색으로 변한다. 병꽃차는 꽃을 건조시키거나 생것을 쓴다. 간염으로 황달이 왔을 때, 소화가 안 될 때, 식중독에 마시면 효과가 있다.

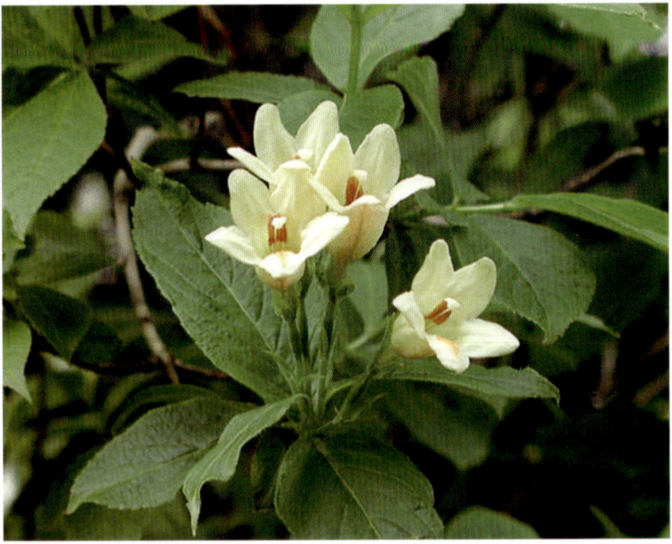

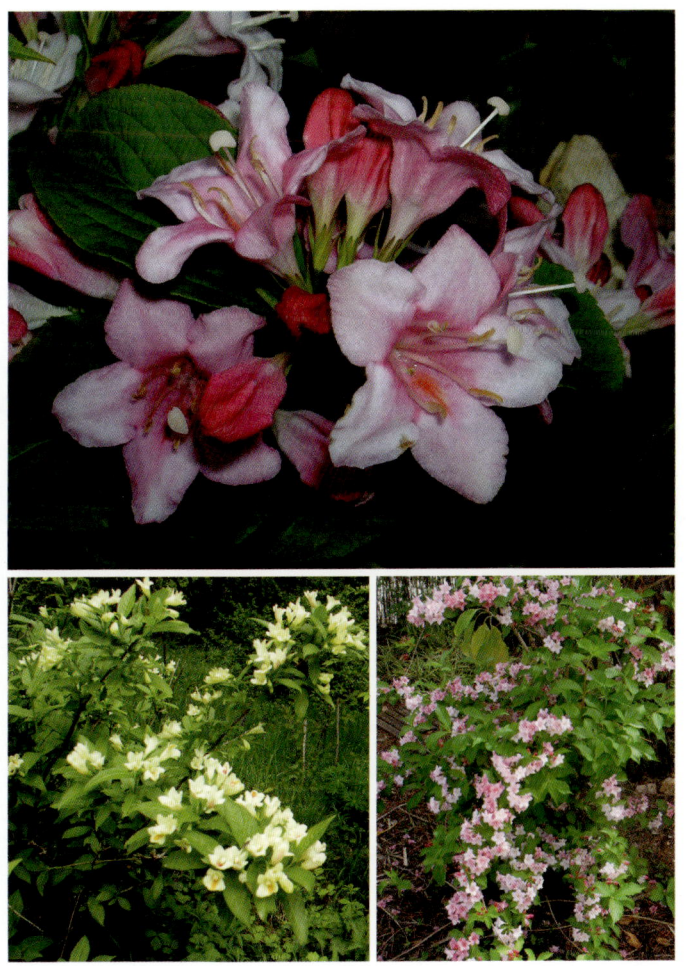

# 석류꽃차

• 개화기 : 5월~6월 • 보존법 : 건조 • 원산지 : 서아시아, 인도 서북부 • 생태 : 낙엽활엽교목

석류에는 여성호르몬 유사성분이 풍부하여 여성의 과일이라고 불린다. 그리고 다산의 의미와 음양의 의미로 옛 여인들의 신변 잡품에 다양하게 문양화되어 사용되었다. 석류꽃차는 비타민이 다양하게 함유되어 있어 감기에 효험이 있다. 또한 치통을 낫게 하고, 중이염을 다스리고, 농(膿)이 나오는 것을 방지한다.

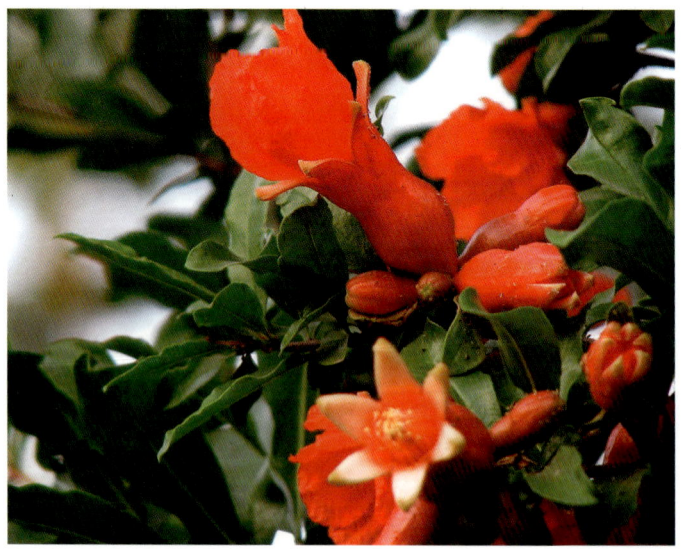

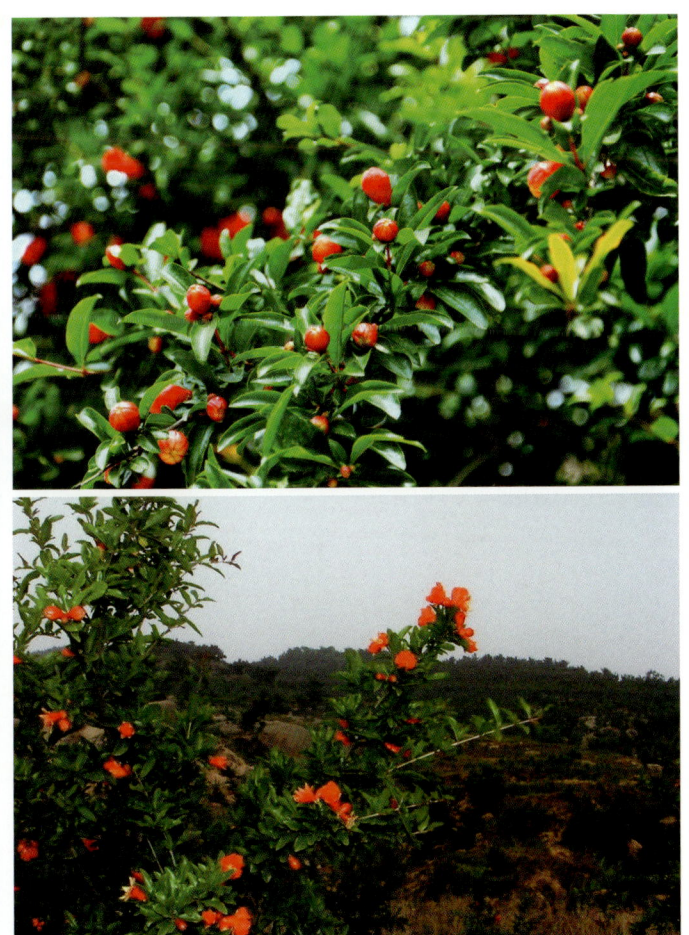

# 쇠뜨기꽃차

• 개화기 : 5월~6월 • 보존법 : 건조 • 원산지 : 한국, 중국, 일본 등 북반부의 온대지역 • 생태 : 다년초

양지바른 풀밭이나 개울가에 흔히 자라는 다년생 풀로 소가 잘 뜯어 먹는다 하여 '쇠뜨기'라고 부른다. 쇠뜨기꽃을 차로 만들어 마시면 그 향이 안온하고 그윽하다. 꽃봉오리가 터지기 전에 줄기를 꺾어 말린 후 더운 물로 우려낸다. 쇠뜨기꽃차는 피로회복, 강장강정, 기력회복에 좋다. 장기간 복용해도 부작용이 없는 장점도 있다.

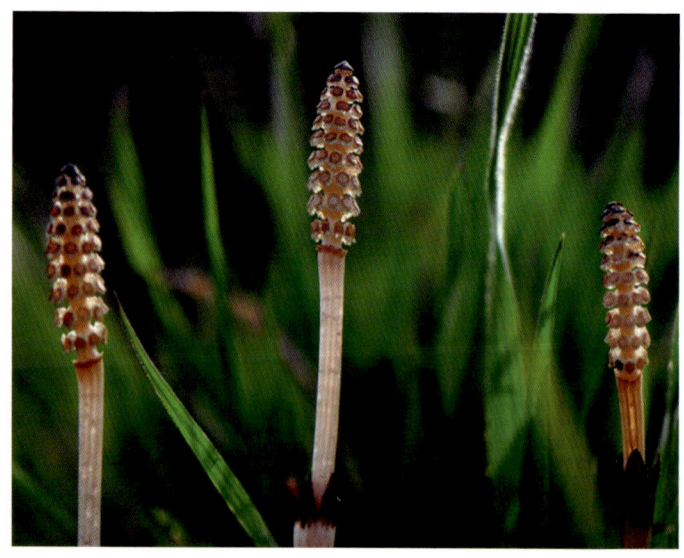

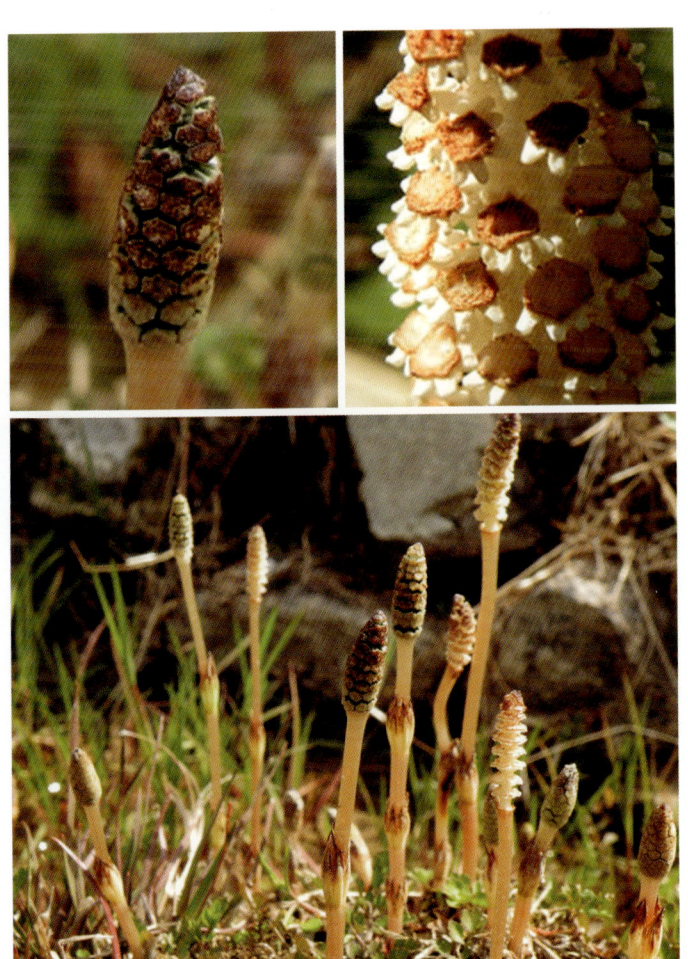

# 오동꽃차

• 개화기 : 5월~6월 • 보존법 : 건조 • 원산지 : 울릉도 • 생태 : 낙엽활엽교목

우리나라 울릉도가 원산지인 오동나무는 민속악기 및 가구재로 사용되며 우리 민족의 삶 속에서 희로애락을 같이 해온 나무이다. 나무껍질·목재·잎·열매·꽃 등 거의 모든 부분을 약용한다. 오동꽃차는 기관지폐렴·급성편도선염·세균성설사·급성장염·급성결막염의 치료에 도움이 되고, 종기의 열과 혈액을 식혀주는 효능을 가지고 있다.

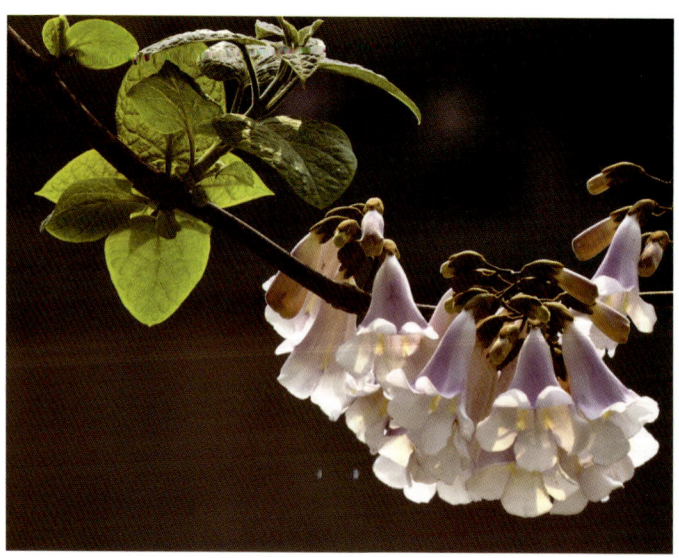

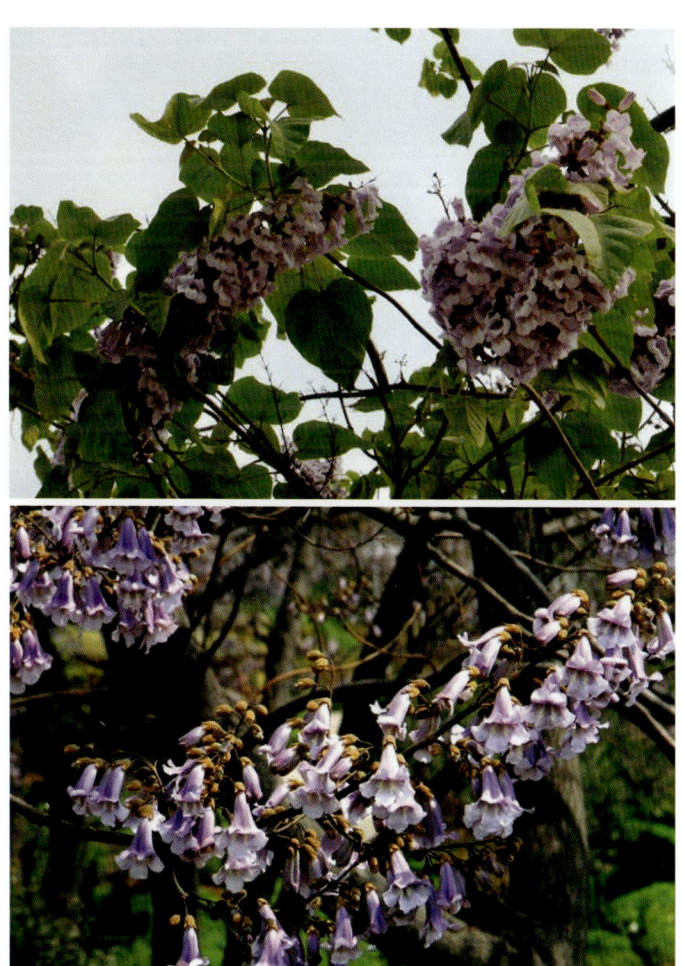

# 옻나무꽃차

• 개화기 : 5월말~6월초 • 보존법 : 건조 • 원산지 : 중국 • 생태 : 낙엽활엽교목

옻나무에는 우루시올(urushiol)이라는 독성이 있지만 근래에는 이 독성을 제거하는 방법이 개발되어 누구나 옻나무의 좋은 효능을 섭취할 수 있게 되었다. 옻나무에는 뼈기능 강화 · 간기능 강화 · 체력향상 · 어혈제거 · 혈액순환 개선 · 위장질환 개선 · 부인병 개선 · 항암효과 등의 효능이 있다. 옻나무꽃의 향기는 백합꽃만큼이나 진하다.

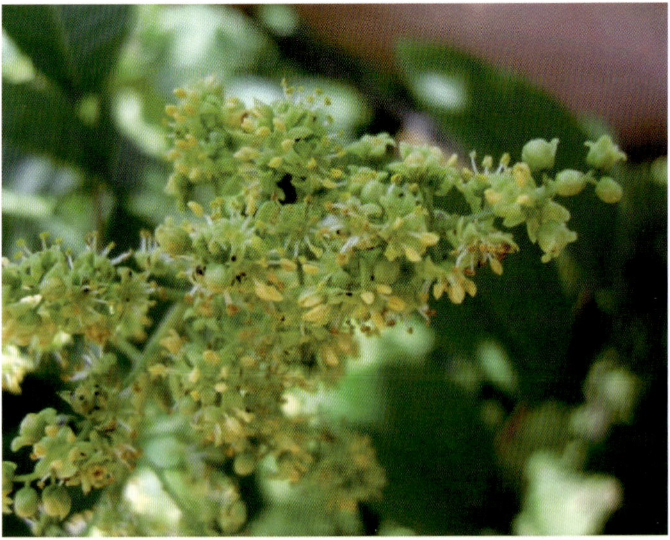

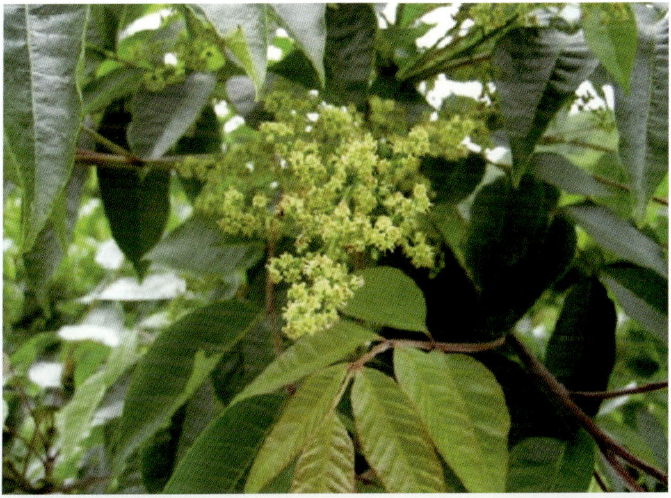

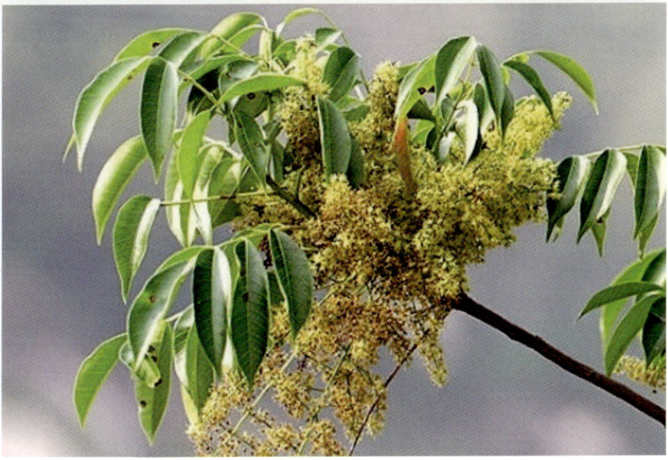

# 청미래덩굴꽃차

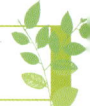

• 개화기 : 5월  • 보존법 : 건조  • 원산지 : 중국  • 생태 : 덩굴성 낙엽활엽관목

어린 순은 나물로 먹고, '명감' 혹은 '망개'라고도 부르는 열매는 9~10월경에 적색으로 익고 식용한다. 뿌리와 잎은 약용한다. 잎은 찹쌀떡을 싸는 데 쓰기도 한다. 또한 잎차는 한방에서 매독 치료제로 쓰인다. 꽃은 늦은 봄에 암수가 딴 나무에 노랗게 핀다. 청미래덩굴꽃차는 몸속의 온갖 독을 푸는 작용을 한다.

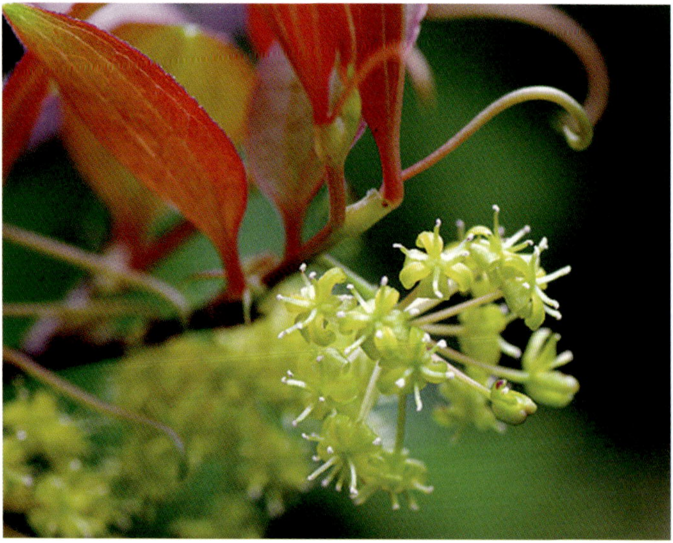

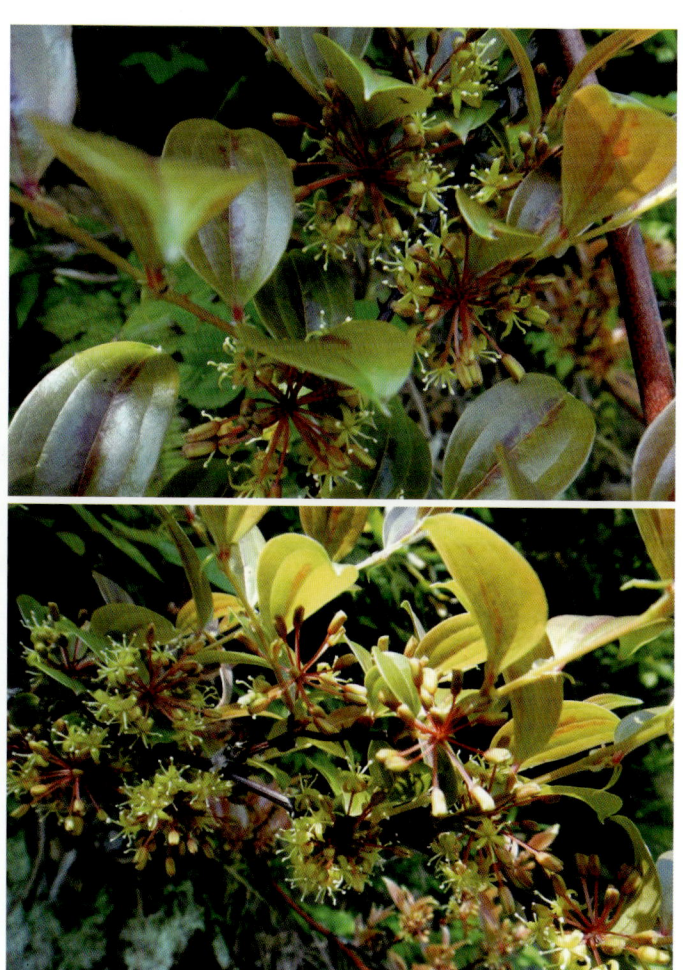

# 탱자꽃차

• 개화기 : 5월~6월 • 보존법 : 건조 • 원산지 : 중국 • 생태 : 낙엽활엽관목

예로부터 열매를 약용으로 쓰거나 울타리를 꾸미기 위해 경기도 이남의 지역에서 널리 심어왔다. 귤 같은 열매는 좋은 향기를 풍기지만 생으로 먹지는 못하고 약재로만 쓴다. 은은한 향과 은빛 꽃이 마음을 평안하게 하는 탱자꽃차는 위장 무력증과 소화불량, 알레르기성 체질을 개선하고 위장에 찬 가스를 제거하는 효과가 있다.

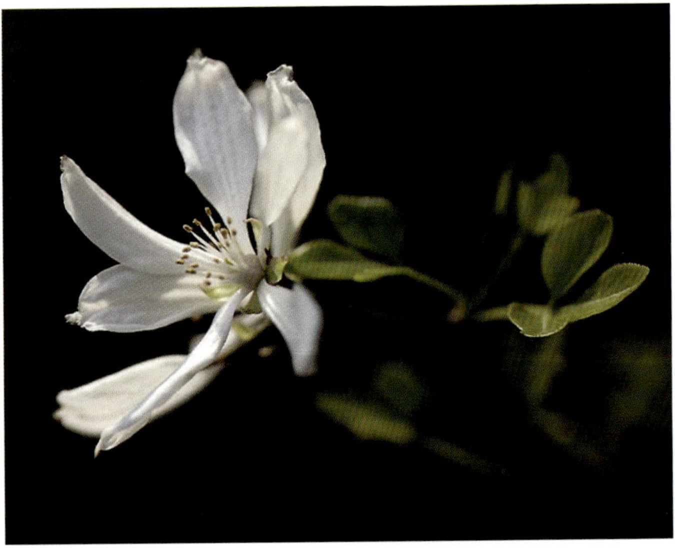

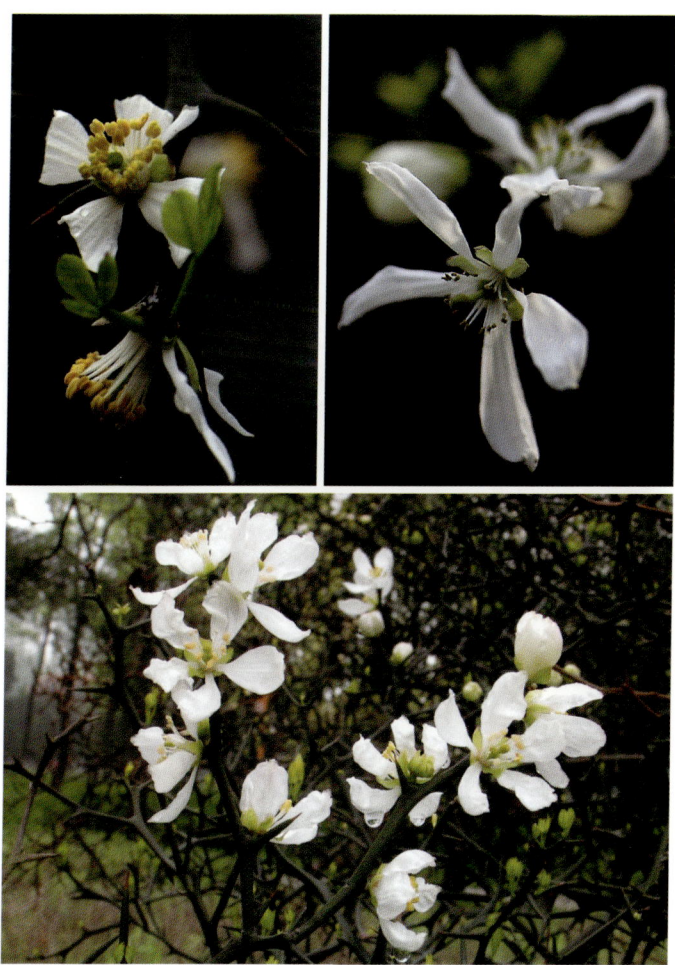

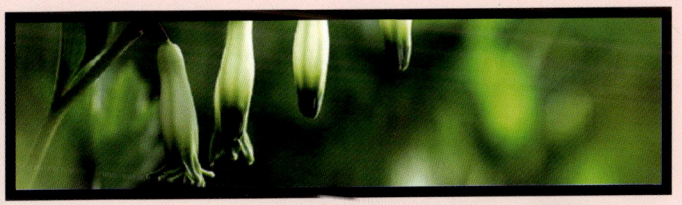

# 여름에 나는 꽃차

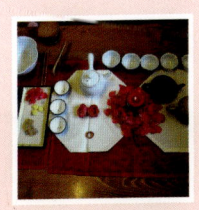

# 꽃차 만드는 방법

대부분 꽃차는 계절마다 피어나는 꽃을 채취해서 건조시키면 된다. 건조시키는 방법으로는 햇볕에 말리는 방법, 약한 불에 덖는 방법, 꽃을 살짝 찐 후 말리는 방법 등이 있다. 자연적으로 건조시키지 않고, 덖거나 찌는 방법을 사용하는 이유는 꽃에 있을 수 있는 각각의 독성이 제거하기 위한 것이고, 향이나 영양이 유익하게 되기 때문이다.

# 달맞이꽃차

• 개화기 : 7월 • 보존법 : 건조 • 원산지 : 남부아메리카 • 생태 : 2년초

달맞이꽃은 7월에 노란색으로 피고, 저녁에 피었다가 아침에 시든다. 전국 각지에 분포한다. 달맞이꽃차를 꾸준히 마시면 피부 관련 여성건강, 심장 관련 혈액순환, 면역강화 등 다양한 효과가 있다. 한방에서 뿌리를 월견초(月見草)라는 약재로 쓰는데, 감기로 열이 높고 인후염이 있을 때 물에 넣고 달여서 복용한다.

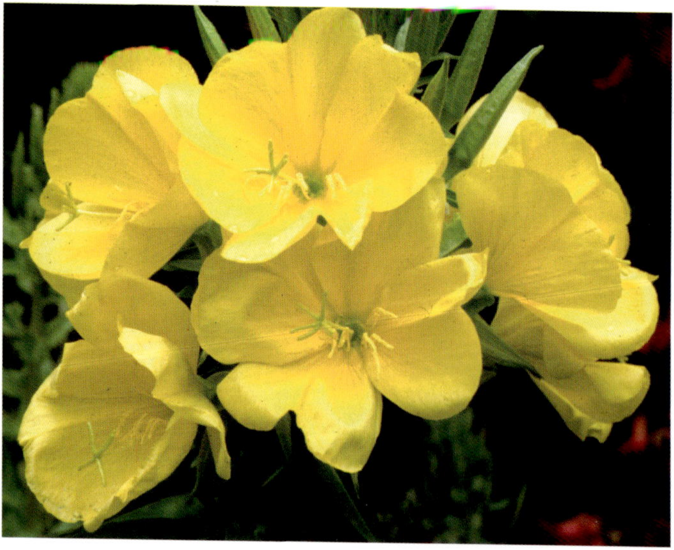

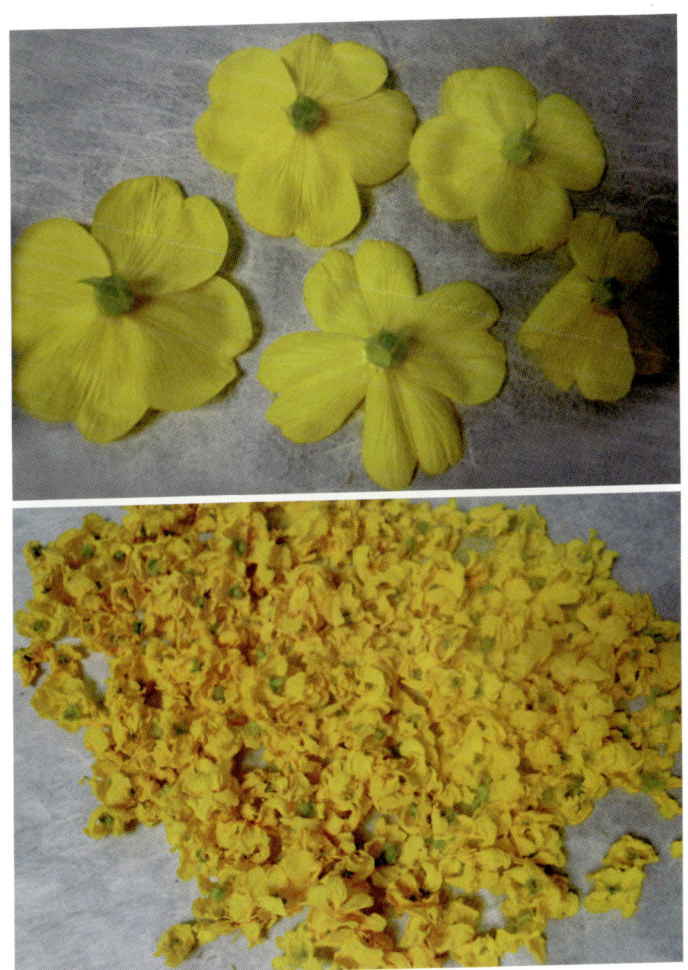

# 붓꽃차

• 개화기 : 6월~7월 • 보존법 : 건조 • 원산지 : 한국 • 생태 : 다년초

붓꽃은 여러해살이풀로 해를 거듭할수록 큰 포기로 자라나며, 전국 각지의 산이나 들판의 양지바른 풀밭에 난다. 꽃은 줄기 끝에 2~3송이가 차례로 피어나며 꽃색은 짙은 보랏빛이다. 붓꽃차는 소화를 도와주고 타박상에 의해 맺힌 피를 풀어주며 종기를 가시게 하는 등의 효능을 가지고 있다.

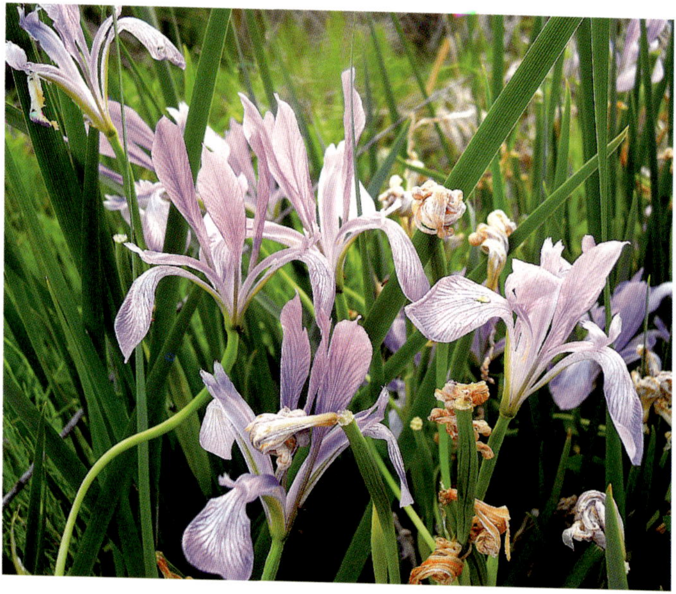

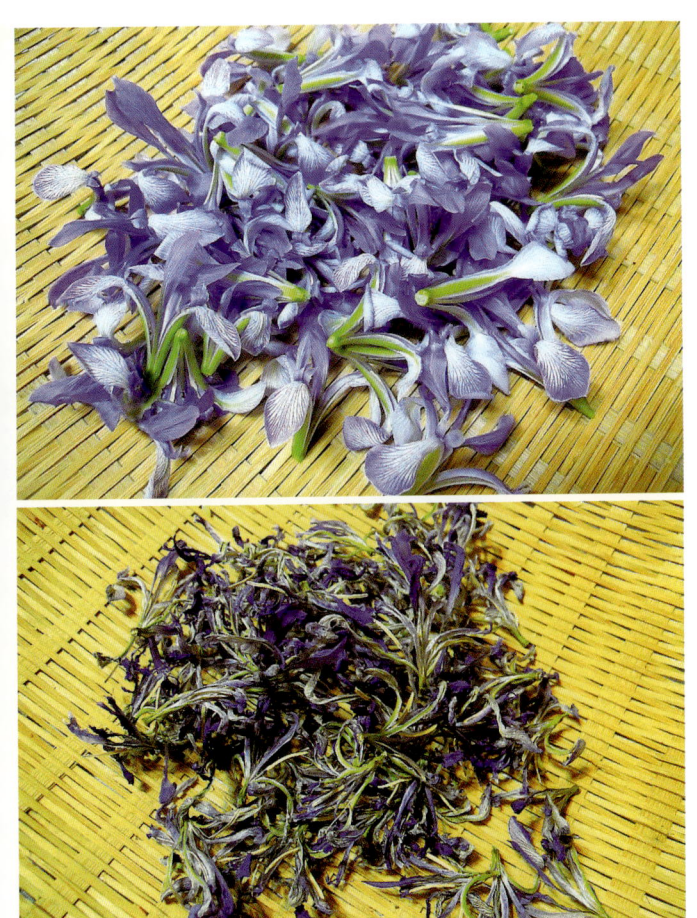

# 아피오스꽃차

• 개화기 : 7월~8월 • 보존법 : 건조 • 원산지 : 북아메리카 • 생태 : 낙엽교목

'인디언감자'로 불리는 아피오스의 구근은 영양이 매우 뛰어난 식품으로 일본에선 '힘이 나는 감자'로 불린다. 또한 구근에는 인삼의 주성분인 사포닌이 많아 인삼냄새가 강하게 나고 맛이 뛰어나다. 마음의 피로를 풀어주는 듯 향긋한 아피오스꽃차는 항당뇨·항고혈압·신진대사촉진·허약체질 개선 등 여러 효능들을 갖고 있다.

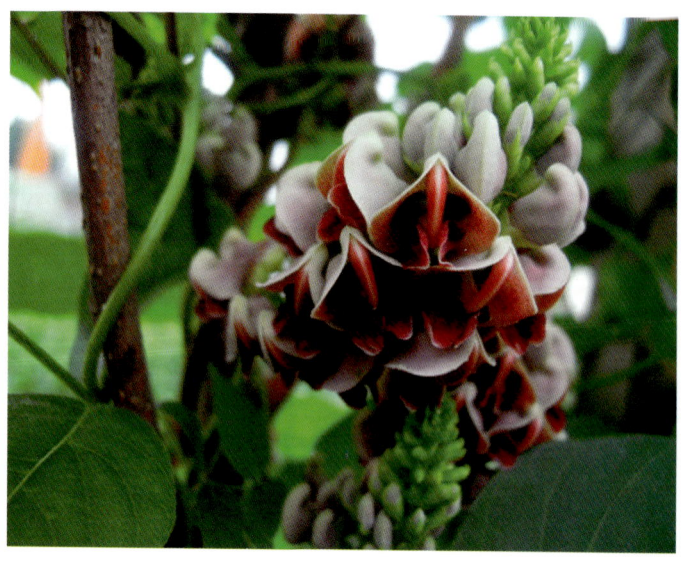

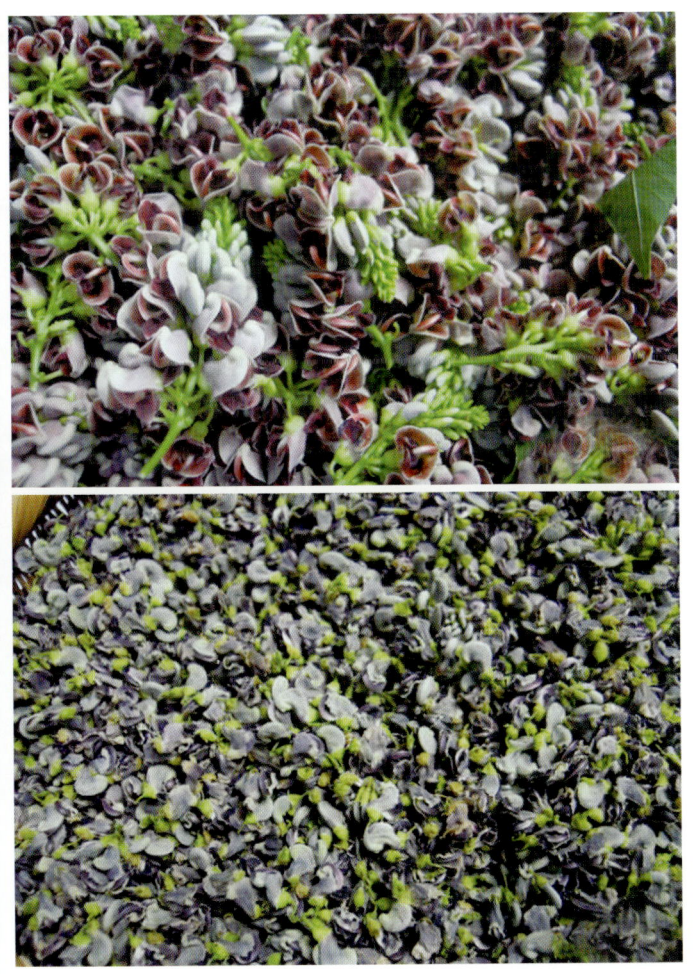

# 연꽃차

• 개화기 : 7월~8월 • 보존법 : 건조 • 원산지 : 인도 혹은 이집트로 추정 • 생태 : 다년생 수초

연꽃차는 땀이 많이 났을 때 갈증을 해소하는 효능이 있어서 여름철 더위에 지친 심신을 편안하게 한다. 또한 입냄새와 니코틴을 제거하는 효과가 있다. 『동의보감』에는 연꽃차가 여성에게 이롭다고도 했다. 그 이유는 '대변에 피가 섞여 나오는 혈리(血痢)를 치료하고, 태아를 안전하게 보호하며, 악혈을 제거하기 때문' 이라고 적고 있다.

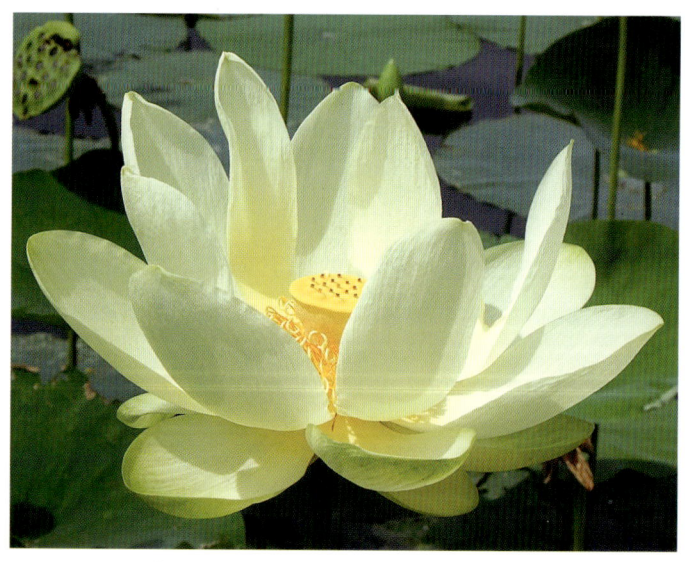

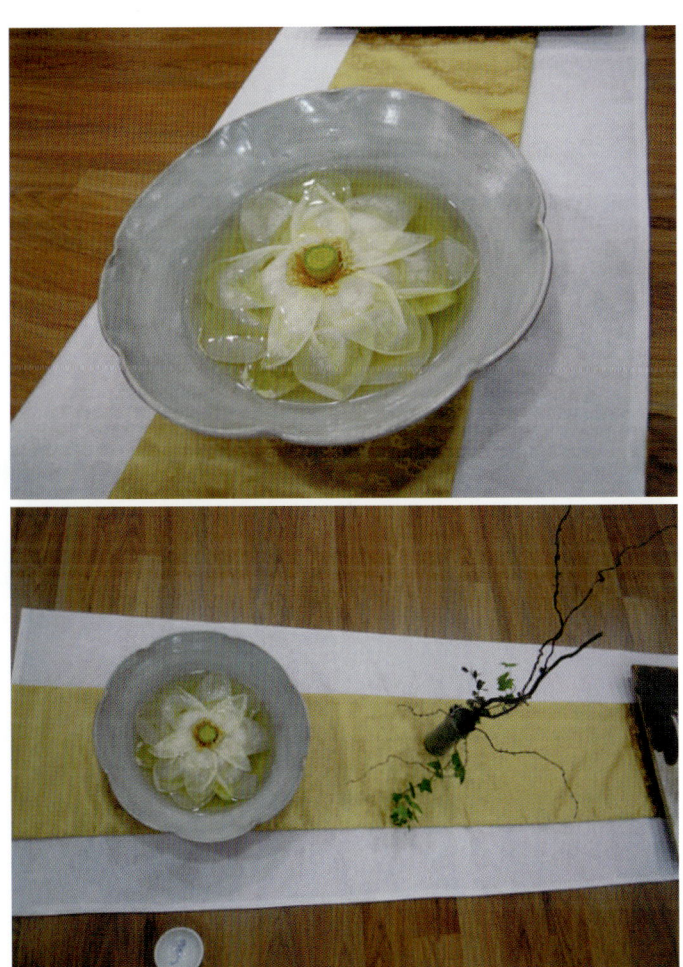

# 장미꽃차

• 개화기 : 5월~7월 • 보존법 : 건조 • 원산지 : 중국 • 생태 : 덩굴성 낙엽관목

중국이 원산지인 장미는 18세기 이후 유럽으로 건너간 후 수많은 교배가 이루어져 화색이나 화형 등 생태적으로 변화가 많은 품종들이 만들어졌다. 장미꽃에는 비타민 C가 풍부하고, 석류보다도 에스트로겐이 무려 여덟 배 이상 많이 들어 있어서 장미꽃차를 마시면 여성의 생리 우울감과 짜증을 잡아주는 효능이 있다.

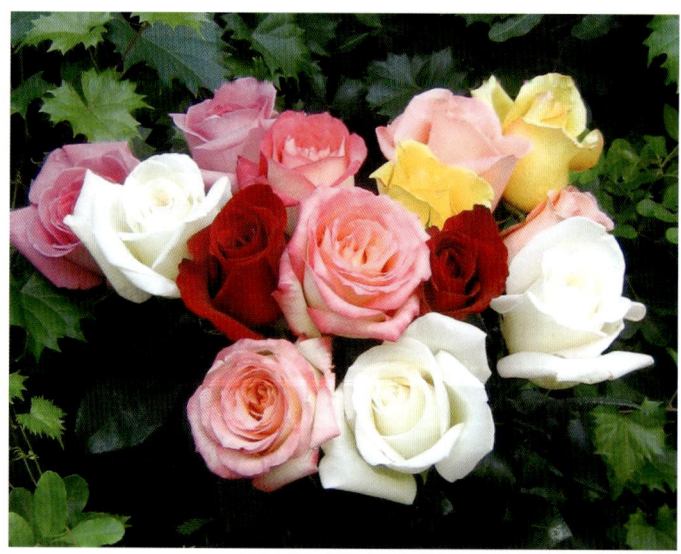

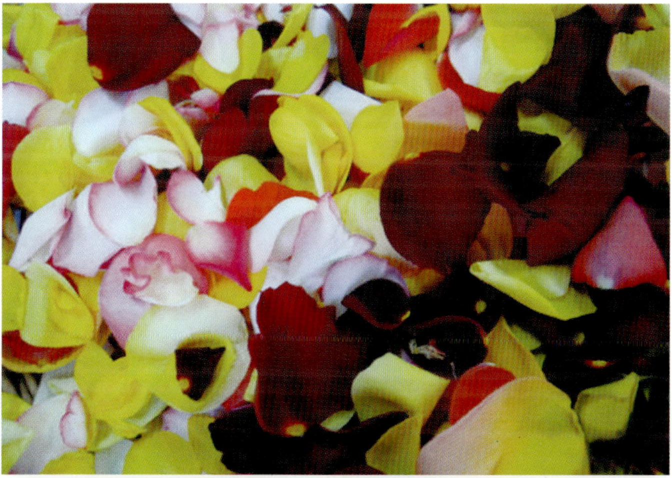

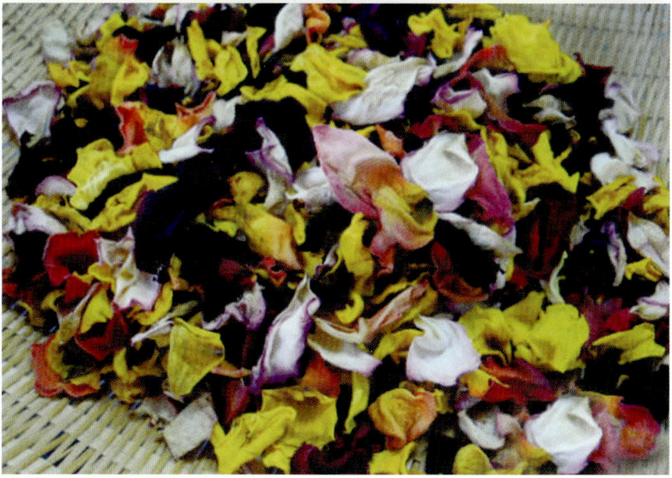

약이되는 한국의 꽃차

# 참나리꽃차

• 개화기 : 7~8월 • 보존법 : 건조 • 원산지 : 한국 • 생태 : 숙근성 다년초

나리꽃은 종류도 많고 꽃의 모양도 다양하다. 우리가 많이 보는 나리는 주로 참나리다. 참나리를 꽃차로 만들 때는 꽃술을 제거하고 건조시킨다. 참나리 꽃차는 신경쇠약에 호전 반응을 보이며, 불면증·노이로제 등에 도움이 된다. 또한 강심작용·진정작용·항알레르기 작용이 있다.

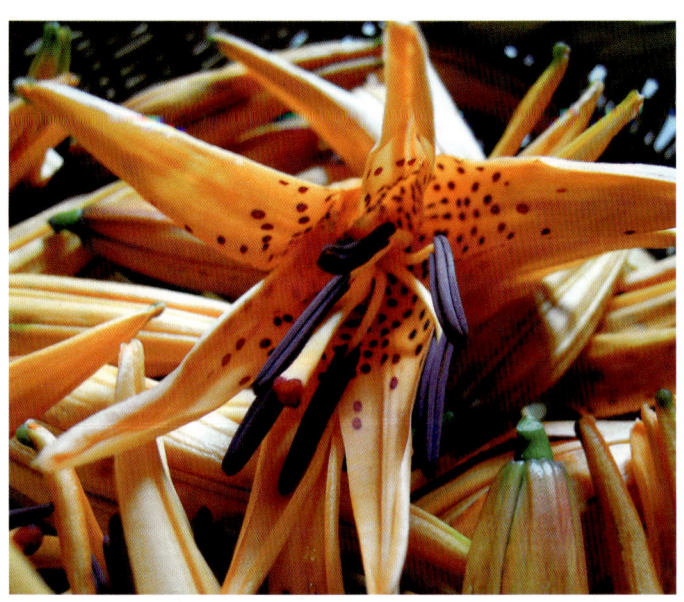

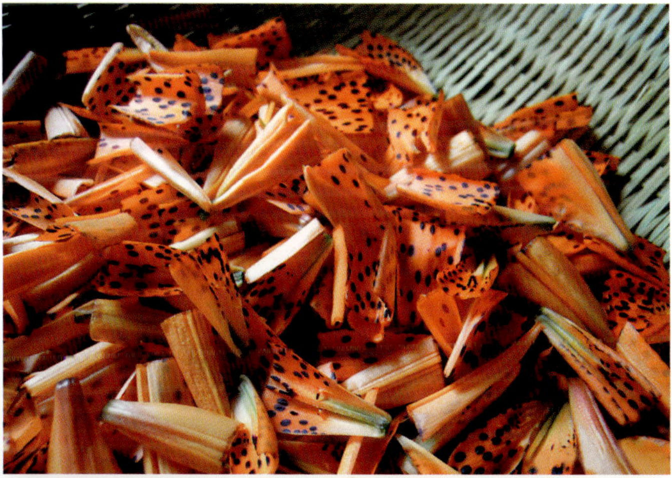

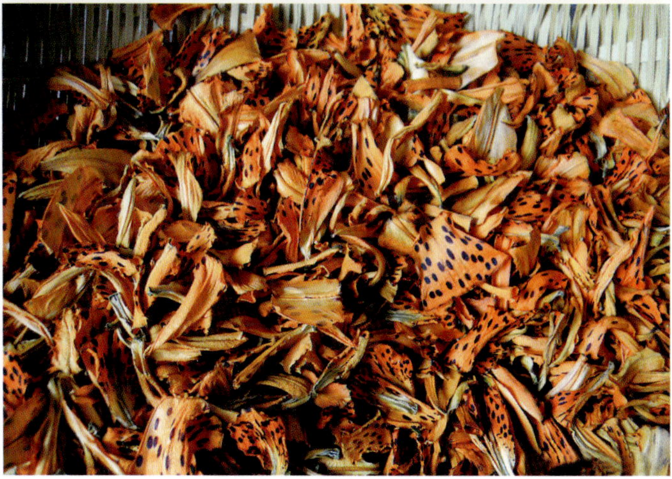

# 아욱꽃차

• 개화기 : 5월~8월  • 보존법 : 건조  • 원산지 : 남유럽  • 생태 : 2년초 또는 다년초

아욱꽃차는 변통을 조절해주고 미백효과도 있다. 레몬을 넣으면 청색에서 보라색으로 변하는 차로 유명하다. 꽃과 어린잎은 샐러드로도 사용한다. 차로 쓰는 꽃은 아침에 피기 시작할 무렵에 딴다.

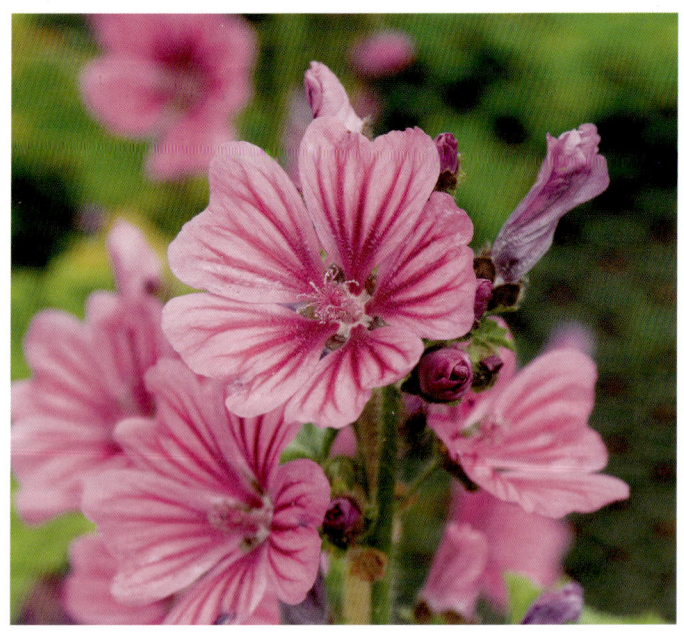

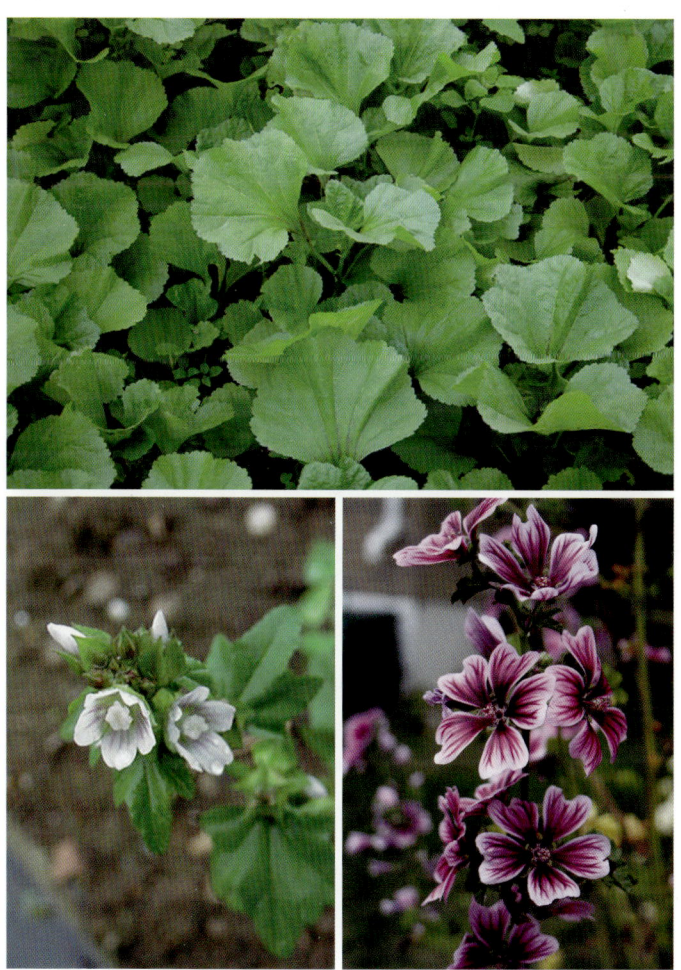

# 솔나물꽃차

• 개화기 : 7월~8월 • 보존법 : 건조 • 원산지 : 유라시아 • 생태 : 다년초

솔나물꽃에는 쿠말린이라는 방향 성분이 있으며, 달콤한 향이 난다. 해열·해독·조혈·소종 등의 효능을 가지고 있다. 잎에서 추출한 황색 색소는 옛부터 치즈의 색을 내는 데 쓰여 왔다. 달콤한 향이 나는 이 풀을 말려서 베개나 매트리스에 넣고 사용하기도 한다. 달콤한 향은 줄기와 잎을 건조시키면 오히려 더 강해진다.

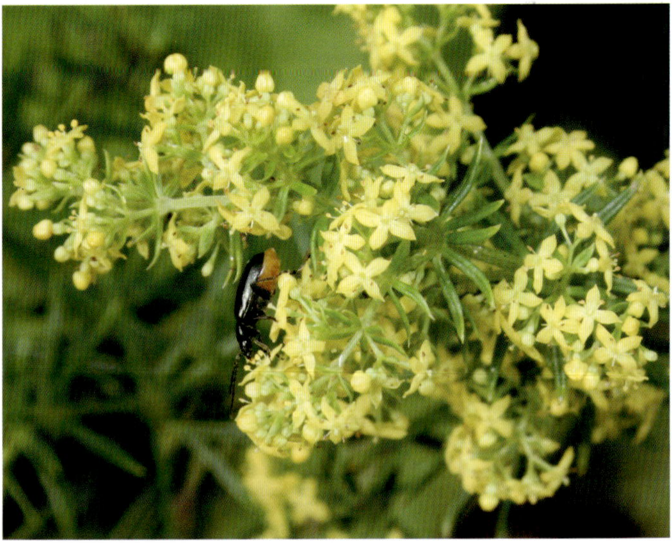

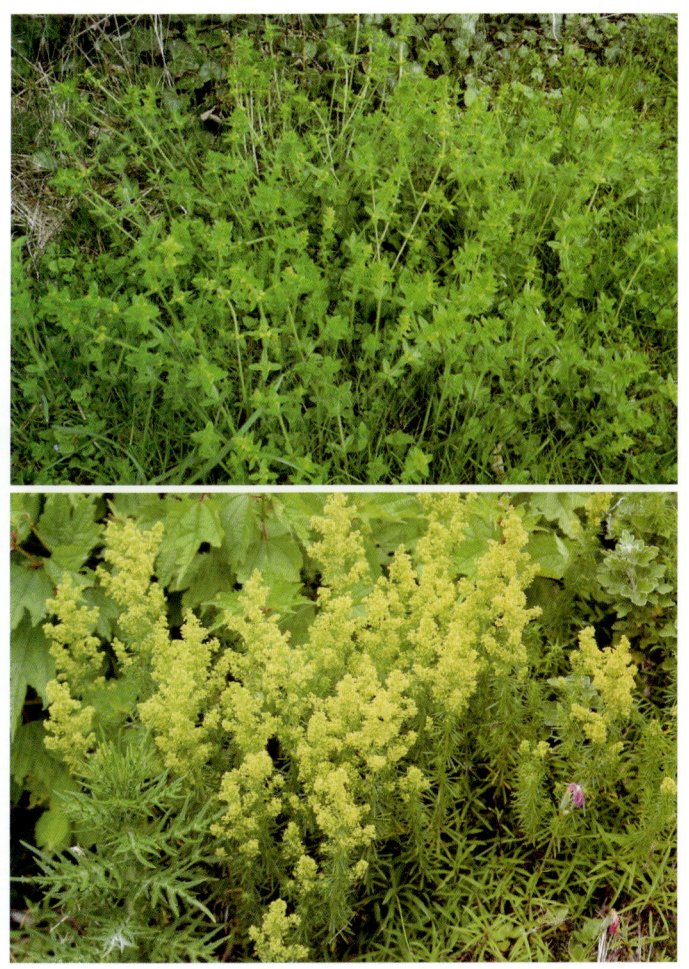

약이되는 한국의 꽃차

# 카밀레꽃차

• 개화기 : 4월~5월 / 6~7월 • 보존법 : 건조 • 원산지 : 유럽~아시아 서부 • 생태 : 1년초

카밀레꽃차에는 스트레스 진정효과와 소염, 발한 작용이 있어 유럽에서는 가장 유명한 허브의 하나다. 다만 자궁을 자극하기 때문에 임산부는 복용을 피한다. 날 것이든 말린 것이든 꽃에 달콤한 사과 같은 향이 있다. 줄기 끝 쪽에 직경 2cm 정도의 작은 꽃을 한 개 피운다.

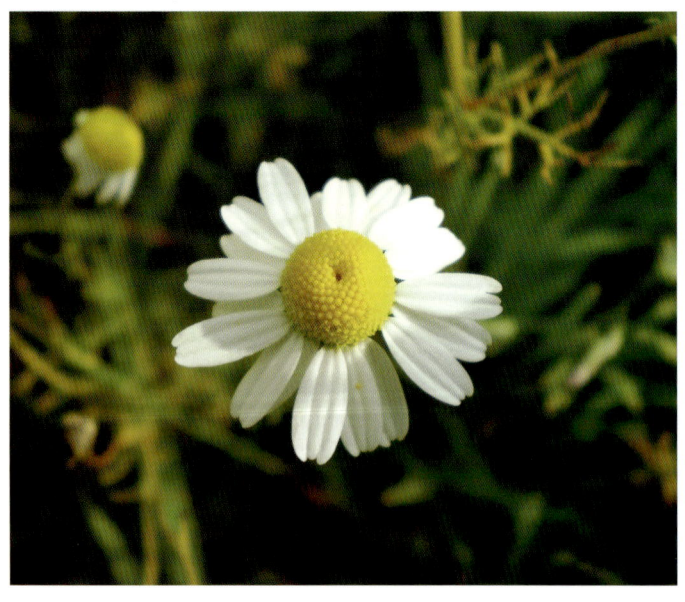

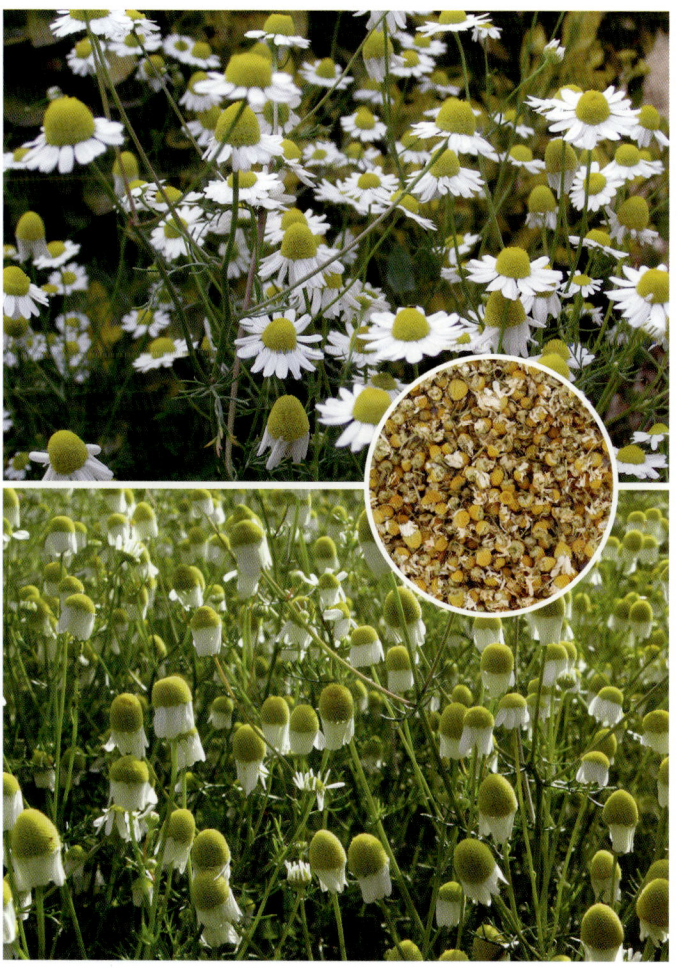

# 아즈텍스위트꽃차

• 개화기 : 7월~8월 • 보존법 : 생것 • 원산지 : 중앙아메리카 • 생태 : 다년초

조금만 스쳐도 식물 전체에서 달콤한 냄새가 강하게 감돈다. 잎과 꽃에 사탕보다 달고 상큼한 풍미가 있다. 꽃을 따서 1~2분 끓여내면 단맛이 나는 차가 만들어진다. 아즈텍스위트꽃차는 발한, 기침을 멈추게 하는 효과가 있다. 줄기는 담쟁이 넝쿨처럼 퍼지며, 2m 이상 자란다. 직경 1cm 정도의 백색 꽃을 피운다.

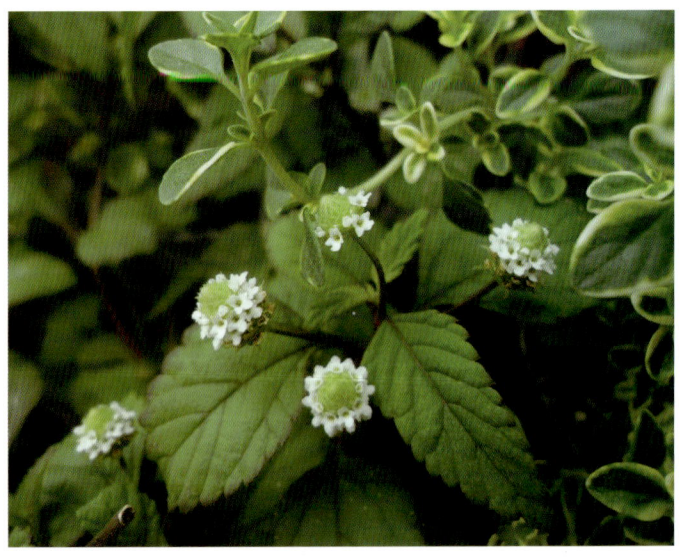

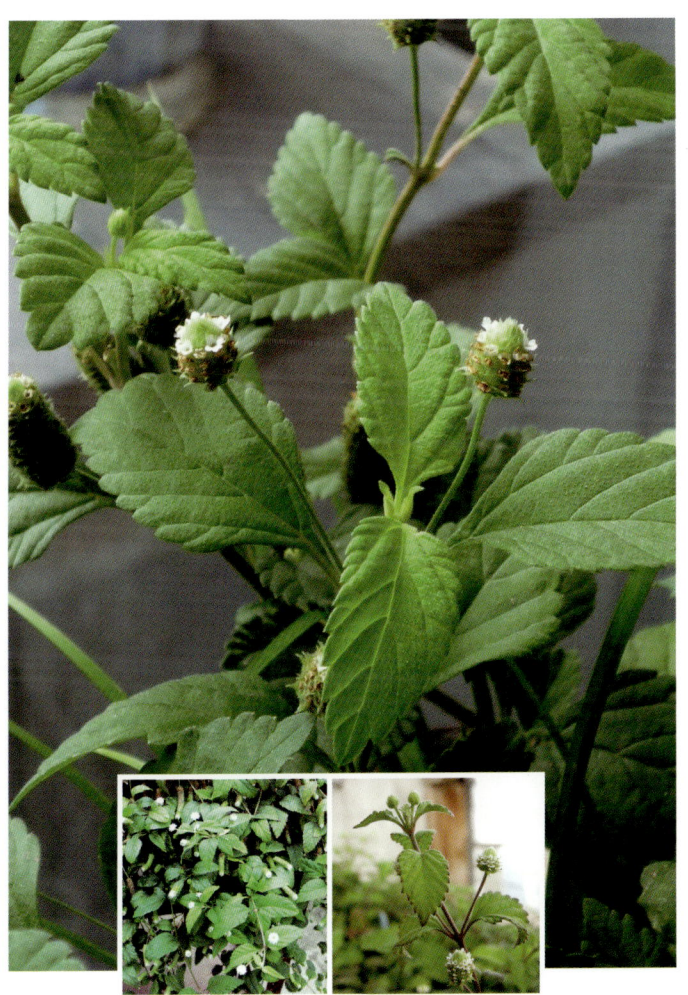

약이되는 한국의 꽃차

# 홉꽃차

• 개화기 : 7월~8월 • 보존법 : 건조 • 원산지 : 아시아 서부 • 생태 : 덩굴성 다년초

홉꽃차에는 진정·불면증·소화 촉진 등의 약효가 있다. 맥주에 특유의 쓴맛과 향을 내게 해 주는 원료로 알려져 있다. 어린잎은 찌면 아스파라가스처럼 먹을 수 있다. 주변에 있는 것에 덩굴을 감아 사방으로 뻗어 간다. 잎은 포도 잎과 비슷하다. 이집트시대부터 약용으로 쓰였다.

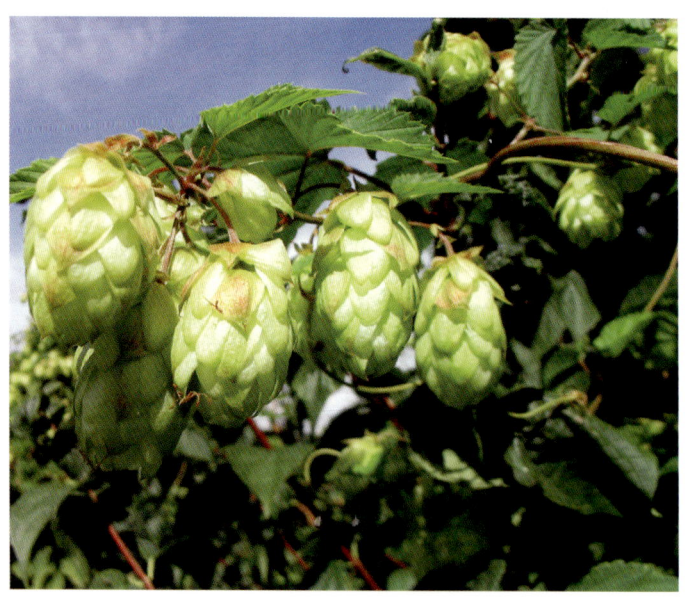

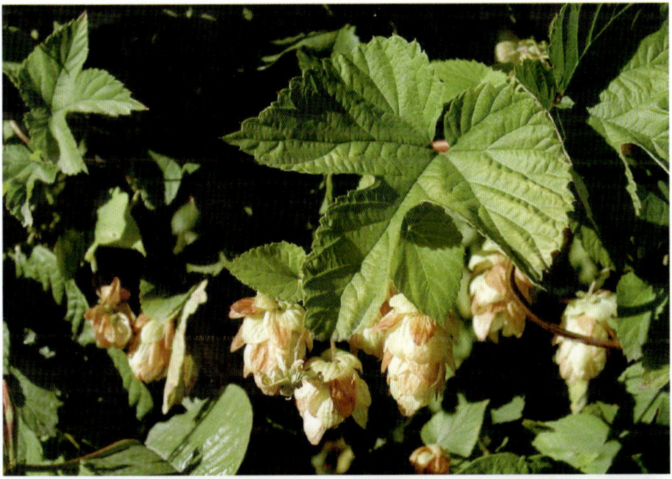

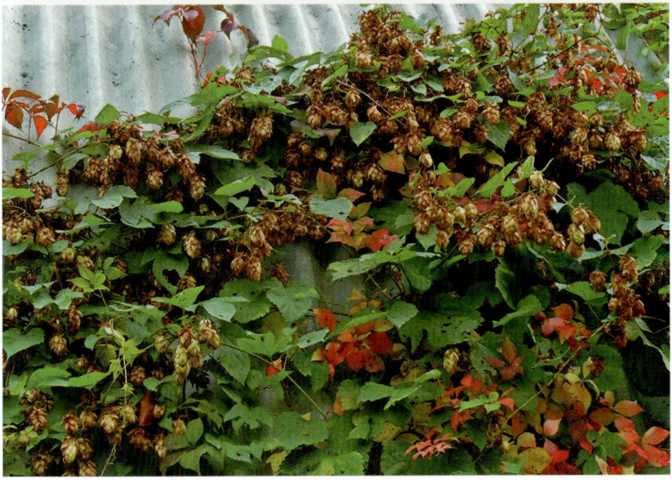

약이되는 한국의 꽃차 | 129

# 어성초꽃차

• 개화기 : 6~7월 • 보존법 : 건조 • 원산지 : 한국 • 생태 : 숙근성 다년초

어성초 생화에서는 비린내가 난다. 하지만 꽃을 말리면 비린내가 사라지고 어떤 꽃차과도 비길 수 없을 만큼 향이 그윽하다. 어성초꽃차는 향을 즐기기만 해도 좋지만 살균효과 및 혈액순환에도 좋고 피부를 맑게 한다. 또한 피부를 좋게 하는 성질이 있어 비누 등 피부미용제품이나 아토피를 개선하는 의료제품으로 활용된다.

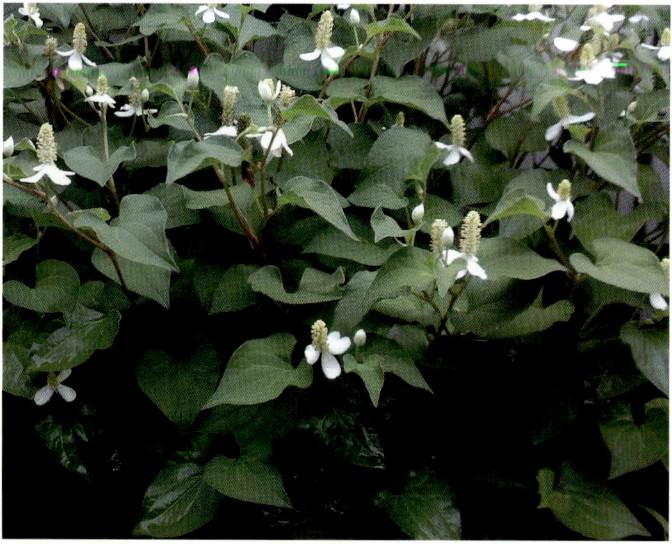

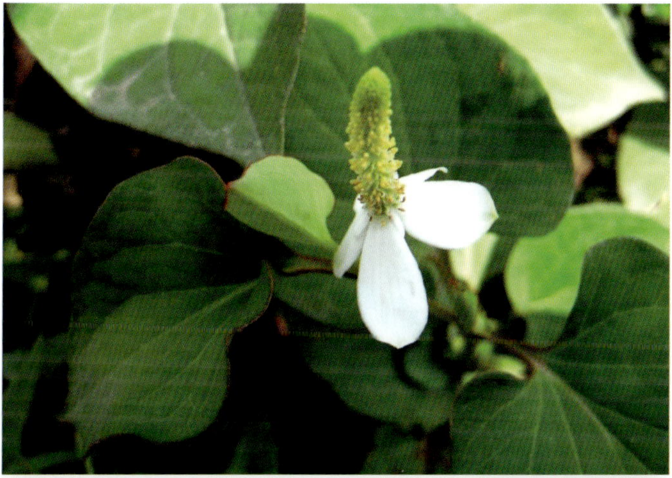

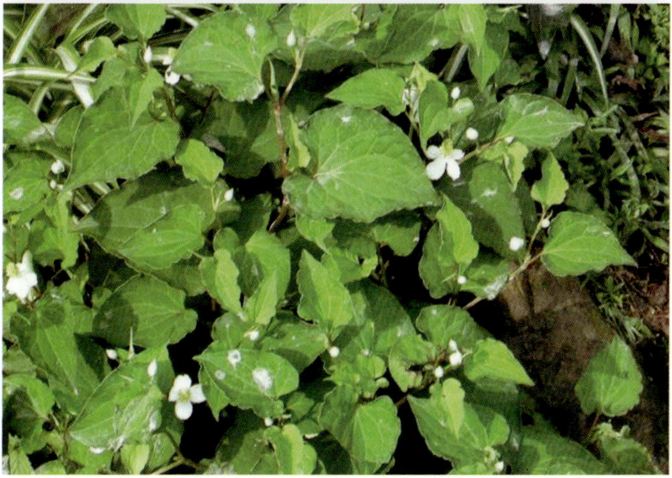

# 호박꽃차

• 개화기 : 5월~10월 • 보존법 : 건조 • 원산지 : 동인도 • 생태 : 1년초

'호박꽃도 꽃이냐?' 라고 호박꽃을 무시하지만 사실 호박꽃은 노랑색이 매우 단정하고 수수하게 생겼다. 커다란 호박꽃은 그 자체로 소박하면서도 은은하다. 호박꽃차는 이뇨작용이 뛰어나고 당뇨에 좋다. 말린 호박꽃을 넣고 뜨거운 물을 부어 2~3분 우린 다음 마시면 달콤한 맛을 즐길 수 있다. 민간요법에서는 호박씨를 까먹으면 치매를 예방할 수 있다고 한다.

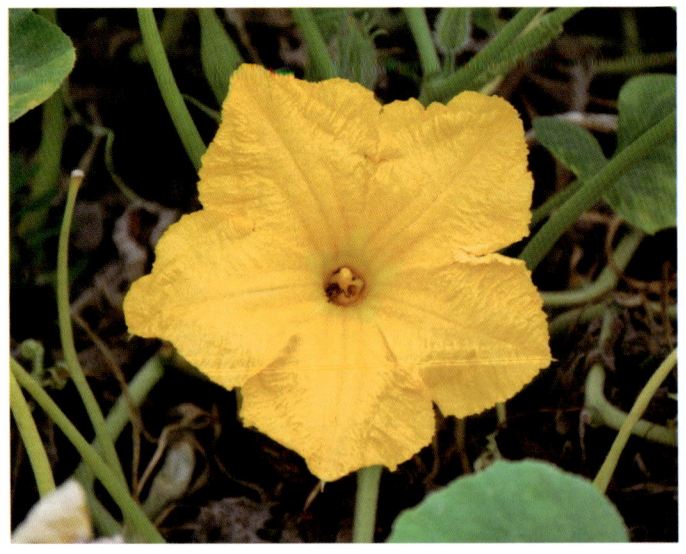

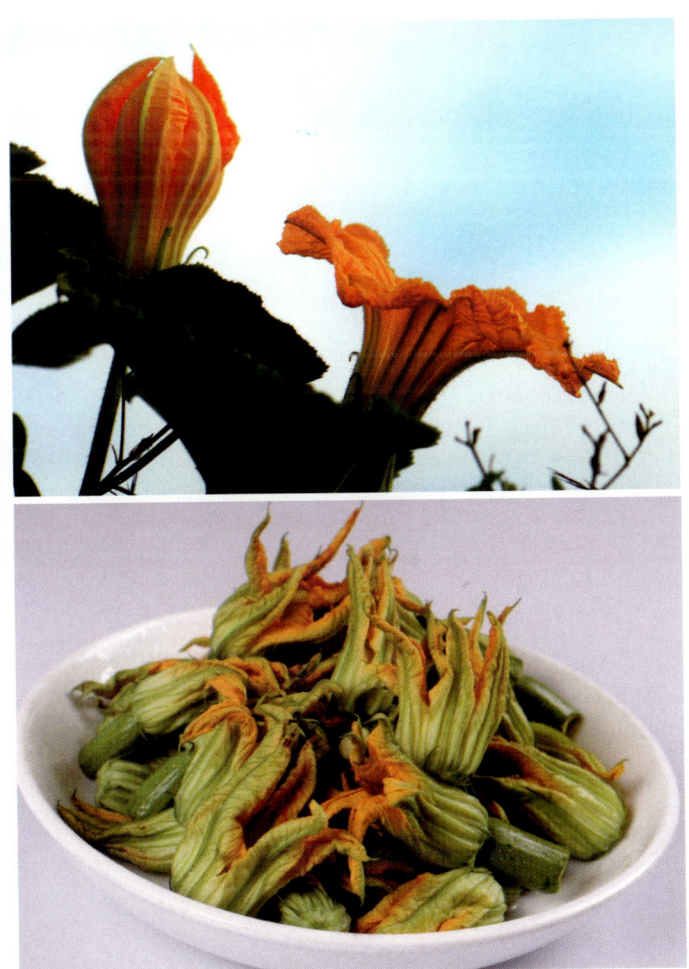

# 나팔꽃차

• 개화기 : 7월~8월 • 보존법 : 건조 • 원산지 : 아시아 • 생태 : 덩굴성 1년초

나팔꽃은 낮이 되면 꽃잎을 오므리기 때문에 아침에 채취해야 신선한 꽃을 얻을 수 있다. 나팔꽃차는 몸의 독소를 빼주고, 설사를 멎게 한다. 그리고 뜨거운 물로 우리다보면 나타나는 엷은 옥색은 신비감마저 들게 한다. 한방에서는 말린 나팔꽃 종자를 견우자(牽牛子)라고 하는데, 오래 된 체증·부종·요통에 효과가 있다.

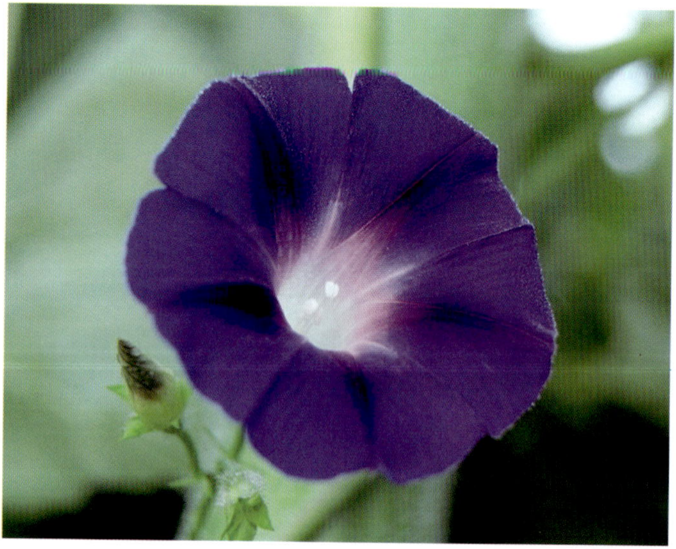

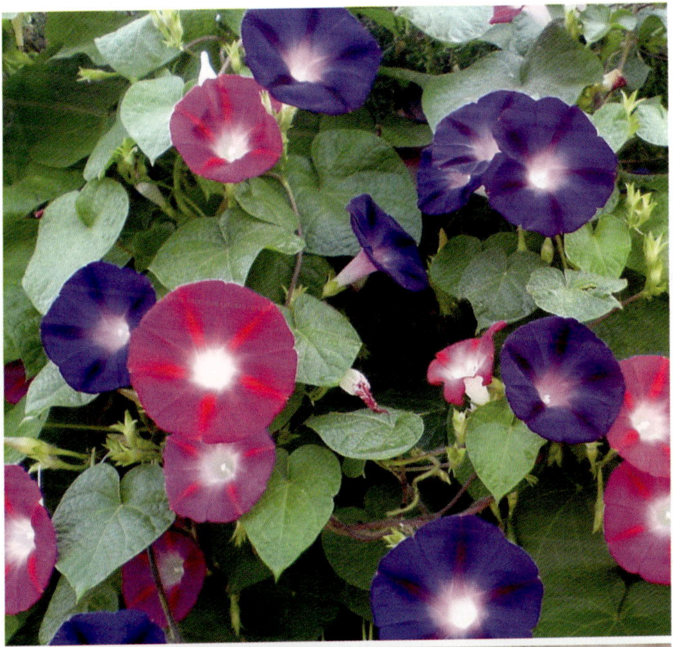

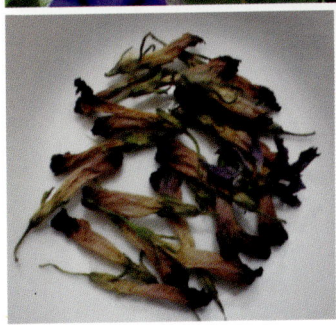
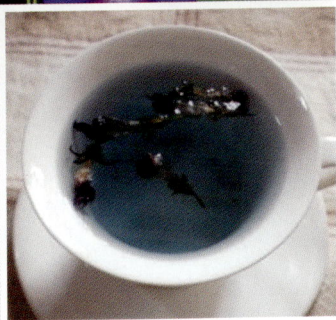

# 싸리꽃차

• 개화기 : 6월~7월 • 보존법 : 건조 • 원산지 : 한국 • 생태 : 낙엽활엽관목

싸리나무는 춥고 건조한 땅에서도 잘 자라고 전국 각지에 서식한다. 특히 싸리나무는 대나무 대용으로 바구니 등의 생활용품을 만드는 데 유용하게 쓰였다. 싸리꽃은 홍자색의 꽃이 무리지어 피어난다. 싸리꽃차는 맛이 달면서도 구수하며 고혈압을 진정시켜주고, 요산배출을 도와 신장기능을 강화시켜주고, 동맥경화를 예방하고 치료하는 데 일조한다.

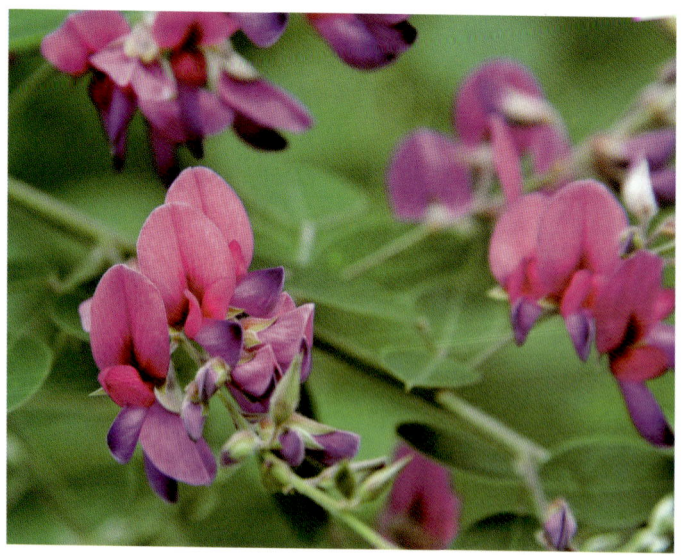

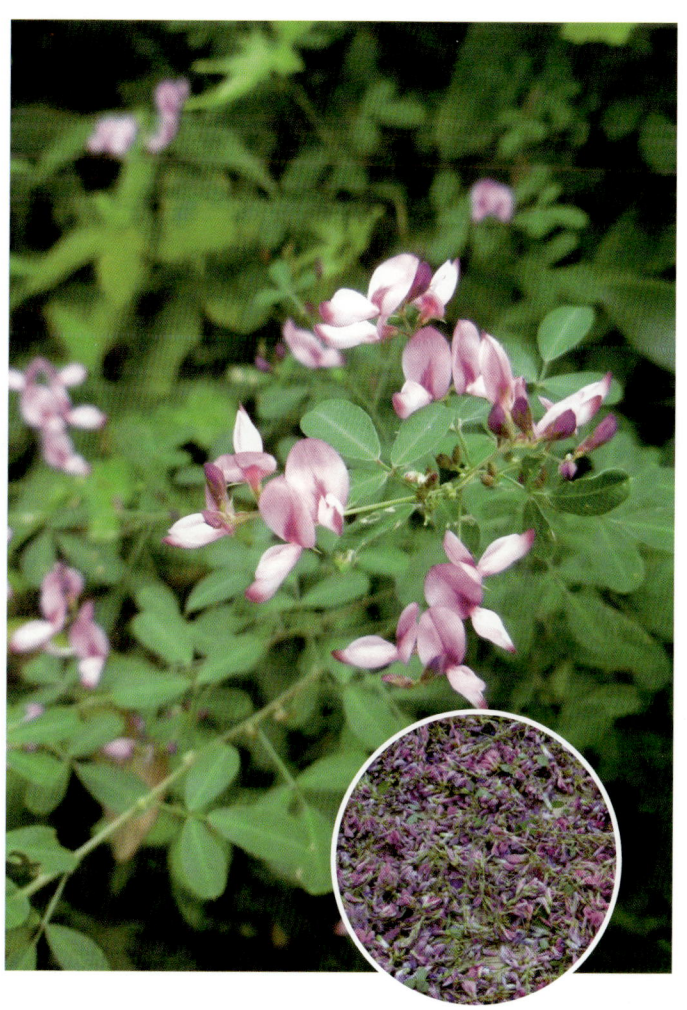

# 맨드라미꽃차

• 개화기 : 7월~8월 • 보존법 : 건조 • 원산지 : 열대아시아 • 생태 : 1년초

맨드라미꽃은 원줄기 끝에 닭의 볏처럼 생긴 꽃이 붉은 색으로 피지만 품종에 따라 여러 가지 색과 모양이 있다. 맨드라미꽃차는 특히 여성에게 좋은 차이다. 맨드라미는 뛰어난 지혈작용이 있고, 자궁염, 대하증, 월경통, 월경과다, 만성변비를 예방하고 낫게 하는 데 일조하는 꽃차로 잘 알려져 있다.

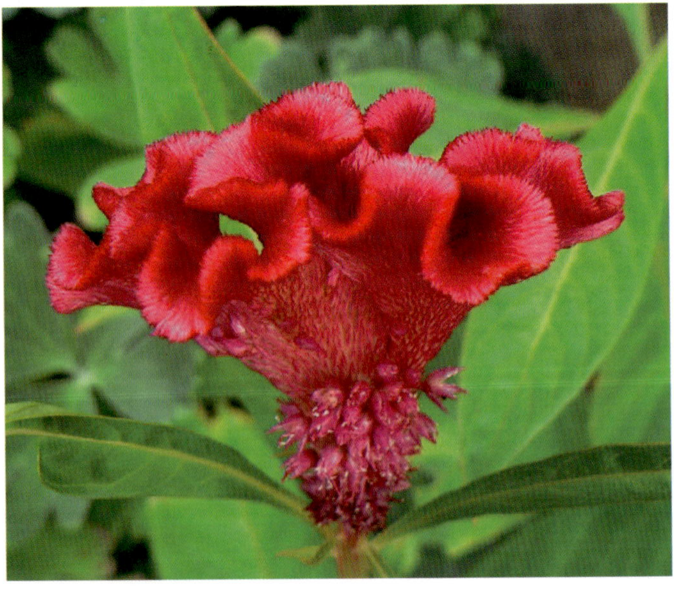

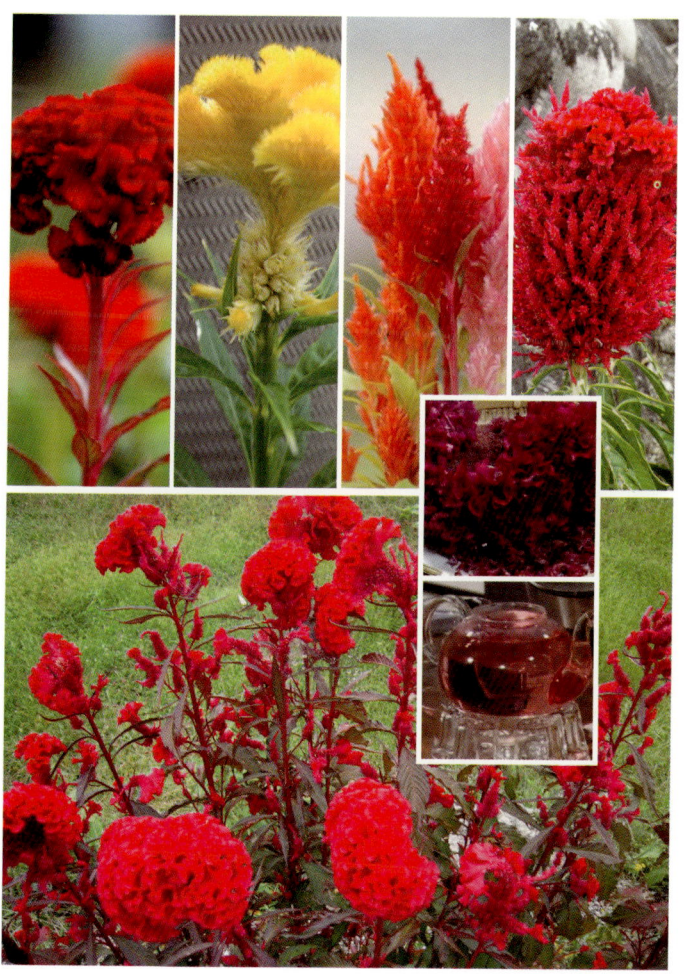

# 칡꽃차

• 개화기 : 8월 • 보존법 : 건조 • 원산지 : 한국 • 생태 : 덩굴성 낙엽활엽

칡꽃은 꿀벌보다 부지런해야 얻을 수 있다. 꿀벌이 칡꽃의 양분을 모두 빨아먹고 가기 전에 아침 일찍 움직여야 좋은 칡꽃을 딸 수 있다. 칡꽃차는 알코올을 분해하는 성분이 강해서 술을 빨리 깨게 하고 숙취를 풀어주므로 칡꽃차를 마시면 주독으로 인해 고생하는 일이 없다. 속이 냉하여 울렁거리는 것도 없애준다.

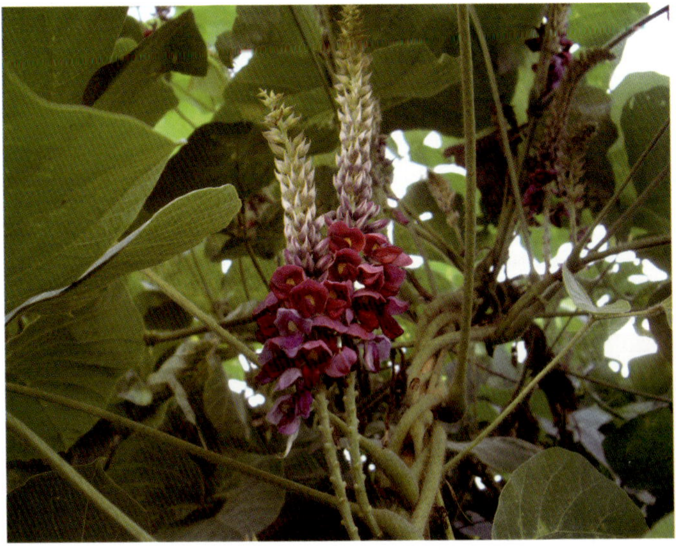

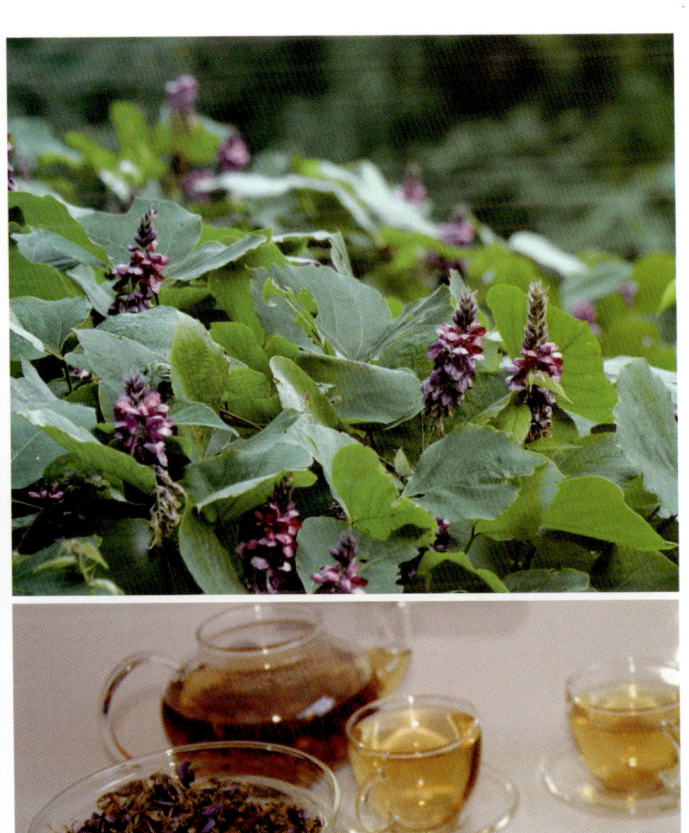

약이되는 한국의 꽃차 | 141

# 홍화차

• 개화기 : 7월~8월 • 보존법 : 건조 • 원산지 : 이집트, 남아시아 • 생태 : 1년초

홍화는 붉은빛이 도는 노란색 꽃을 피우는데, 전통염색에서 분홍색으로 염색할 때 홍화 꽃을 이용한다. 꽃에서 붉은빛 염료를 얻는다 하여 홍화라고 한다. 어린순은 나물로 먹는다. 홍화차는 주로 심장과 간에 작용하여 온 몸의 혈액순환을 돕고 어혈을 풀어주는 동시에 통증을 완화시키는 효능이 있다.

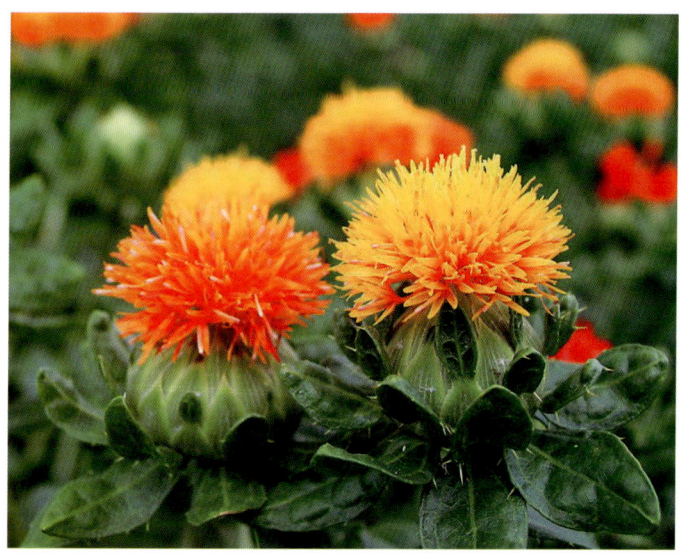

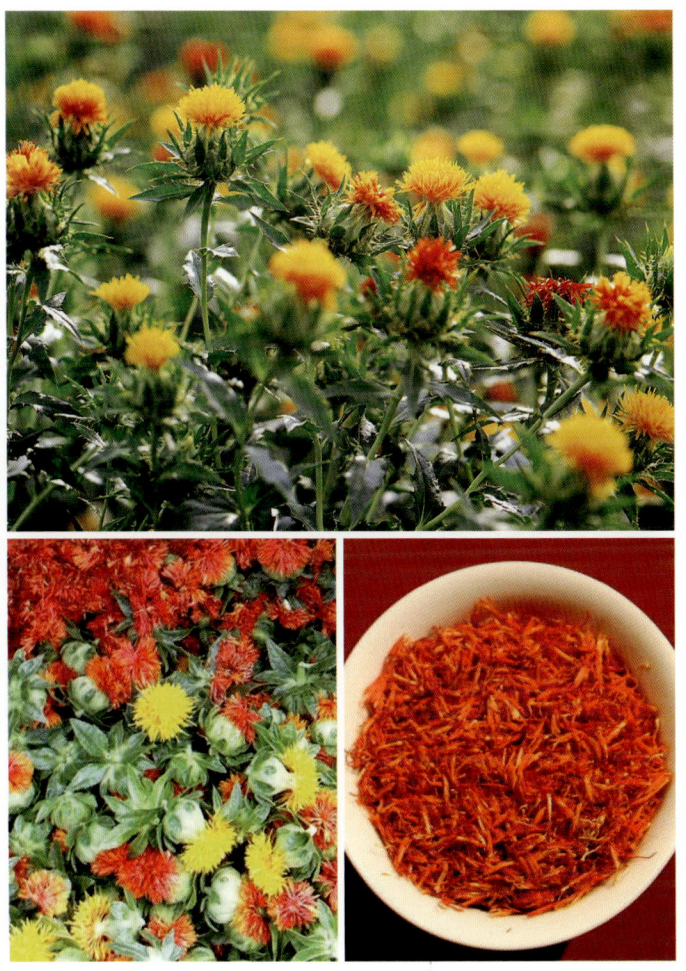

# 닭의장풀꽃차

• 개화기 : 7월~8월 • 보존법 : 건조 • 원산지 : 한국 • 생태 : 1년초

달개비・닭의밑씻개라고도 한다. 길가나 풀밭, 냇가의 습지에서 흔히 자란다. 봄에 어린잎을 식용한다. '닭의장풀'은 꽃의 모양이 닭의 벼슬을 닮았다. 꽃은 대부분 파란색이지만 더러 분홍 또는 흰색의 꽃잎을 가진 것도 있다. 닭의장풀꽃차는 열을 내리는 효과가 크고 이뇨작용을 돕는다. 민간에서는 신경통이 있을 때 전초 말린 것을 물에 띄워서 목욕을 했다.

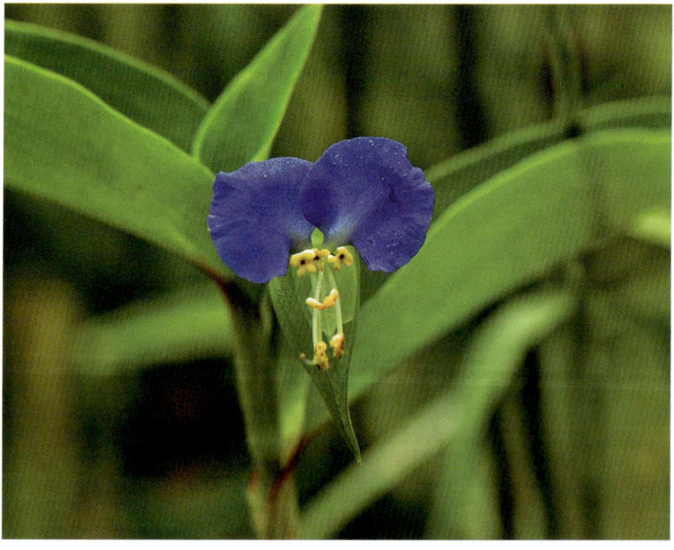

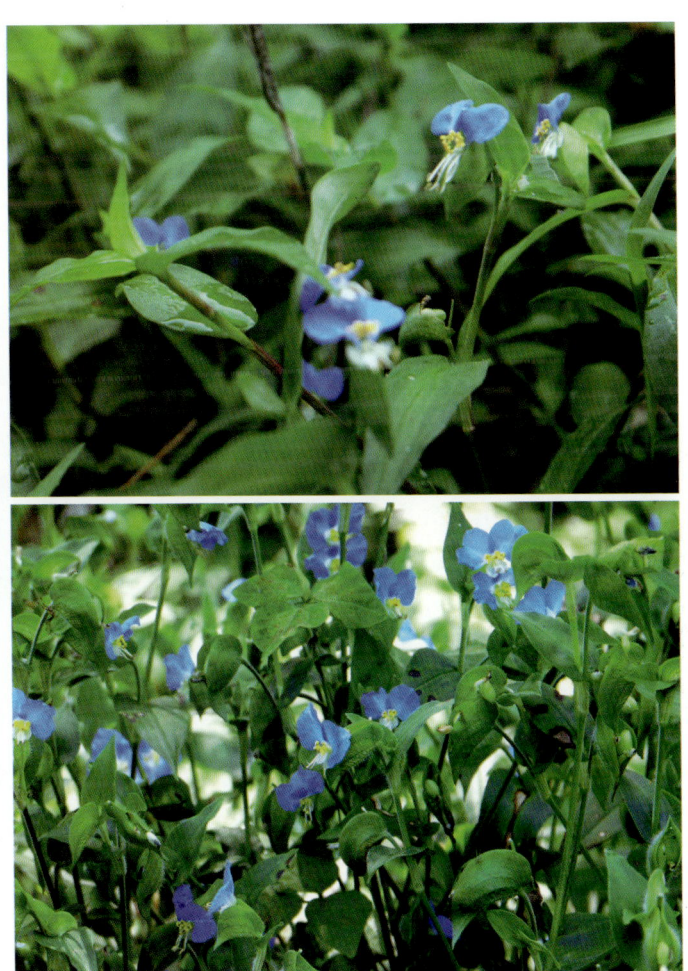

# 금잔화꽃차

• 개화기 : 7월~8월 • 보존법 : 건조 • 원산지 : 유럽 남부 • 생태 : 2년초

꽃은 붉은빛이 도는 황색으로 원줄기와 가지 끝에 1개씩 달리고, 꽃차례의 머리모양이 술잔 같기 때문에 금잔화(金盞花)라고 한다. 금잔화꽃차는 뇌를 흥분시켜 몸을 따뜻하게 해주고, 식욕을 증진시킨다. 꽃을 달인 액을 이용한 습포는 화상, 탕상(湯傷)에 뛰어난 응급 처치제가 되고, 피부를 젊게 하는 효과도 있어 목욕제로 이용한다.

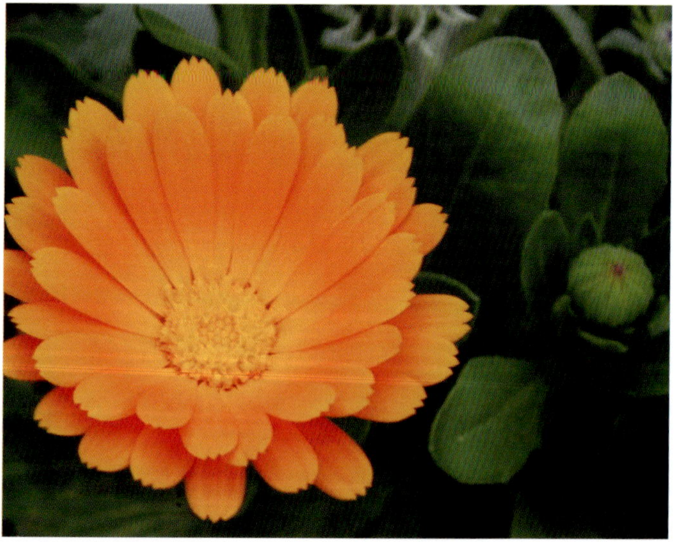

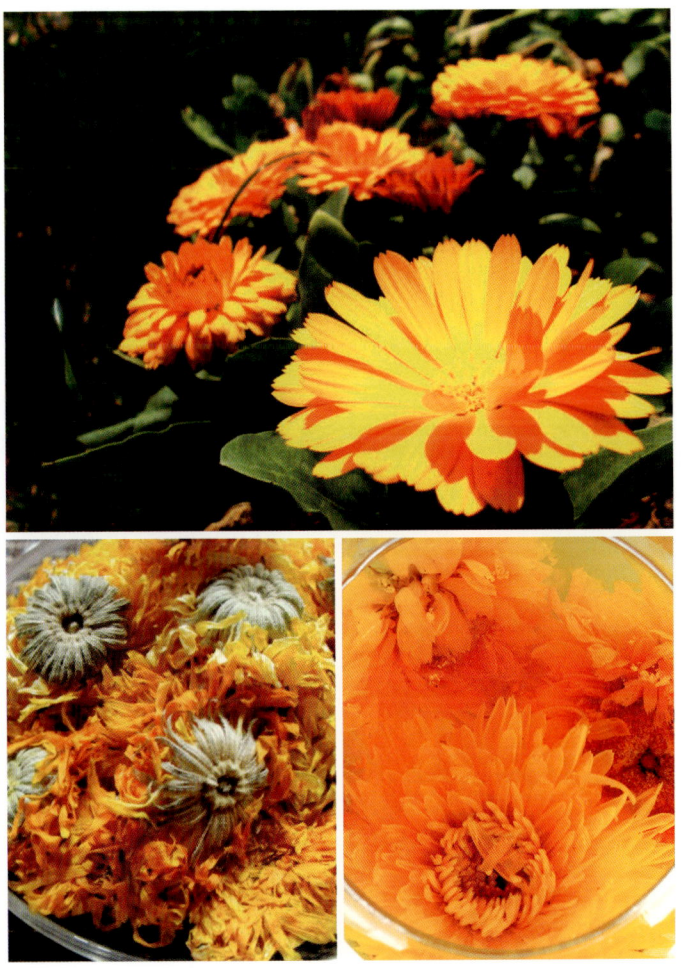

# 도라지꽃차

• 개화기 : 7월~8월 • 보존법 : 건조 • 원산지 : 중국, 시베리아 • 생태 : 다년초

도라지는 여름에 흰색과 보라색으로 꽃을 피우며 원산지가 중국, 시베리아 지역이지만 우리나라 산야 어디에서나 잘 자라는 토착식물이다. 도라지는 보통 뿌리를 먹기 때문에 도라지꽃은 그다지 주목받지 못하고 있지만 도라지꽃차는 편도선 염증을 내리며 가래를 삭이고, 코막힘·폐질환 등 기관지에 좋은 아주 훌륭한 꽃차다.

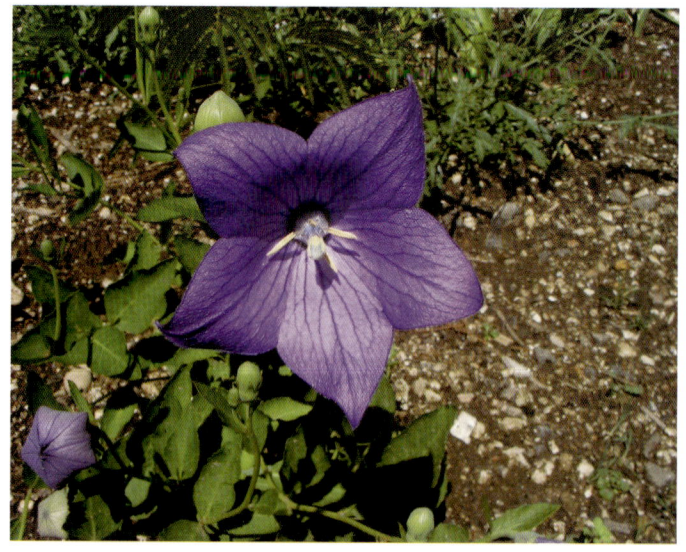

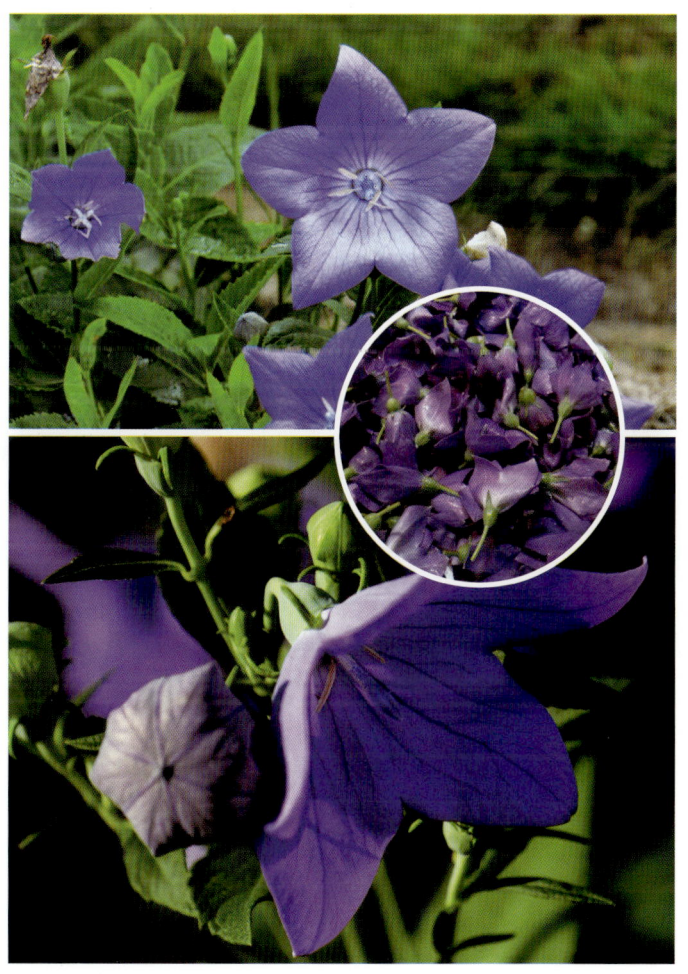

# 결명자꽃차

• 개화기 : 6월~8월 • 보존법 : 건조 • 원산지 : 북아메리카 • 생태 : 1년초

눈을 밝게 해 주는 약으로 쓰인다 하여 이름이 결명자(決明子)다. 씨를 보리차처럼 끓여 마시기도 하는데, 물 빛깔이 불그레하다. 결명자꽃차는 동맥경화를 예방하고 혈압을 내리게 하며 이뇨작용이 있다. 그리고 간의 열을 내려 주는 효능이 있기 때문에 간의 열이 낮은 사람은 마시지 않아야 한다.

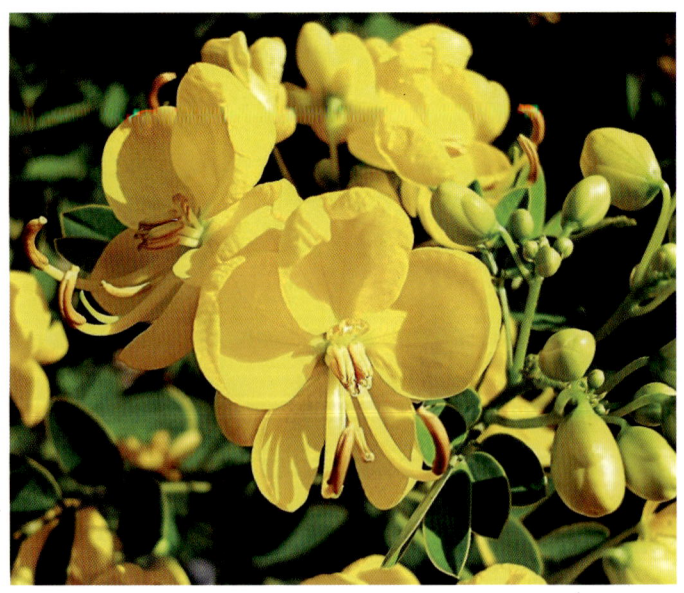

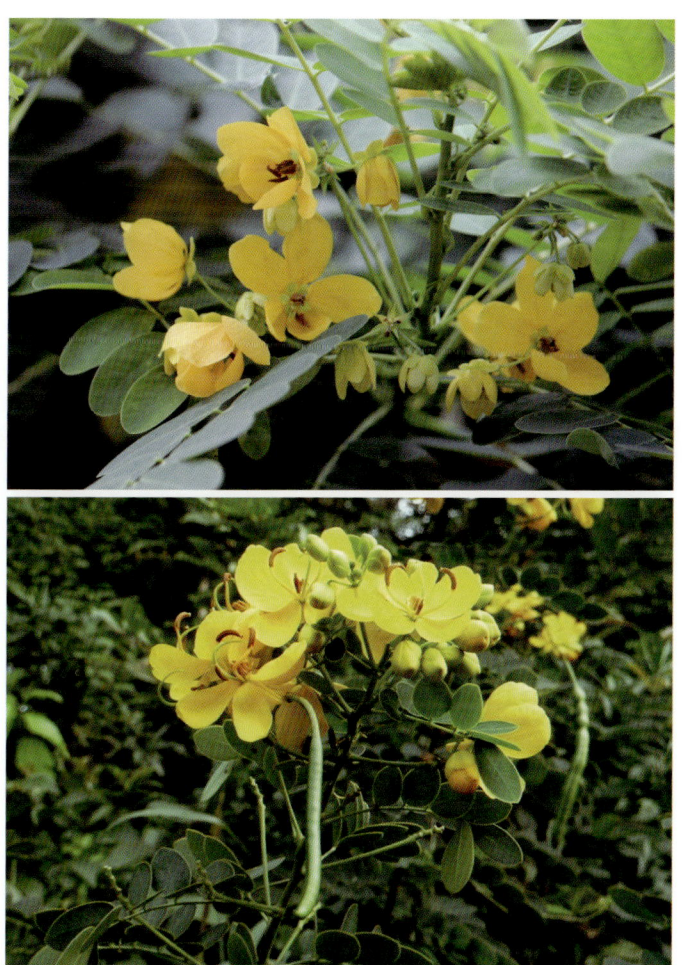

# 대나무꽃차

• 개화기 : 6월~7월 • 보존법 : 건조 • 원산지 : 한국 • 생태 : 숙근성 다년초

대나무류는 전 세계에 12속 1,200여 종이 있으며, 우리나라에는 해장죽·왕대·이대·조릿대의 4속 14종류가 있다. 대나무류의 꽃은 주기적으로 피는데 그 간격은 종류에 따라 다르다. 조릿대는 5년, 왕대·솜대는 60년을 주기로 피어나고, 대개 꽃이 피면 모죽(母竹)은 말라죽는다. 대나무꽃차는 성질이 달고 차서 열을 내리고, 갈증을 없애준다.

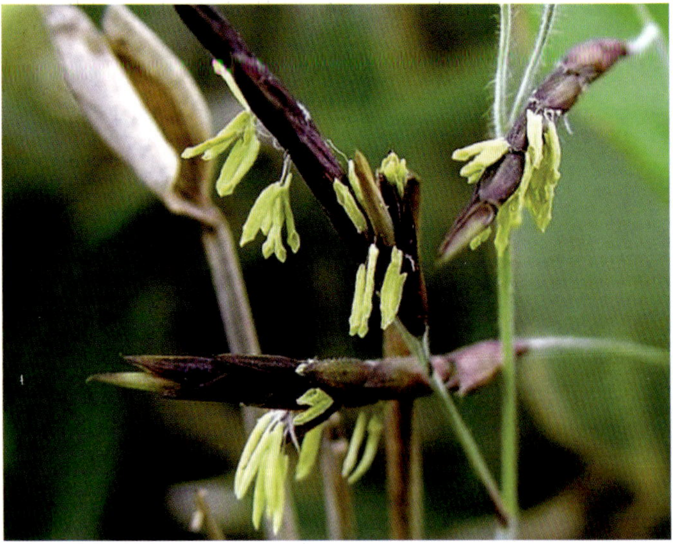

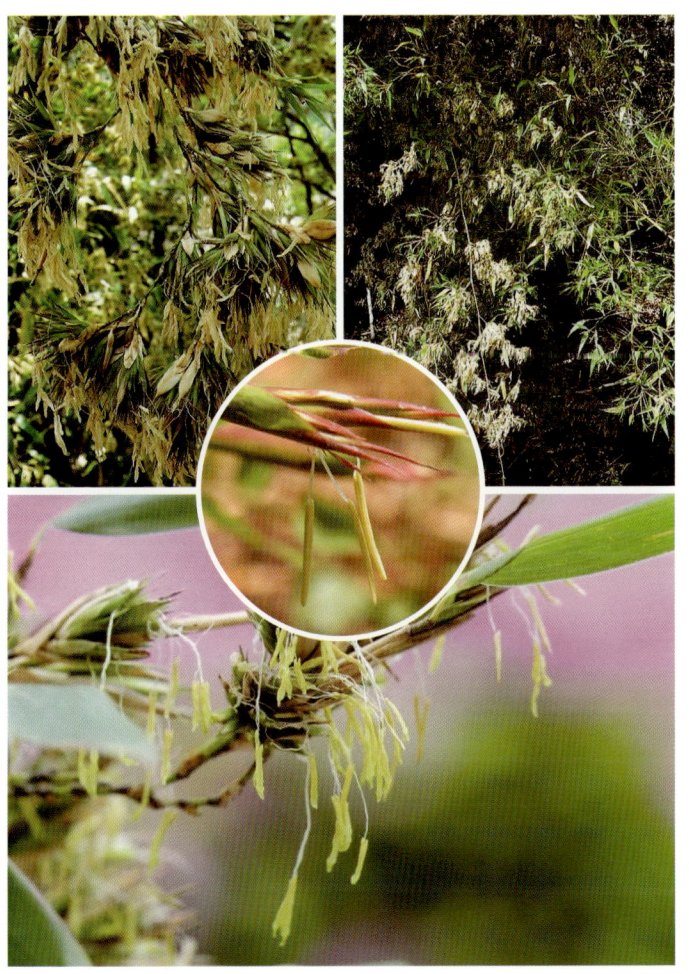

# 봉선화차

• 개화기 : 7월~8월 • 보존법 : 건조 • 원산지 : 인도, 말레이시아, 중국 • 생태 : 1년초

봉선화는 전 세계에서 널리 재배되는 원예식물이다. 봉숭아라고도 한다. 봉선화라는 이름은 꽃의 형상이 봉(鳳)의 모양과 흡사하다는 데서 온 것이다. 꽃은 홍색·백색·자색 등 여러 가지로 핀다. 봉선화차는 활혈·진통·소종(消腫)의 효능이 있어 습관성 관절통, 월경통, 임파선염, 뱀에게 물려서 다쳤을 때 등의 치료에 도움이 된다.

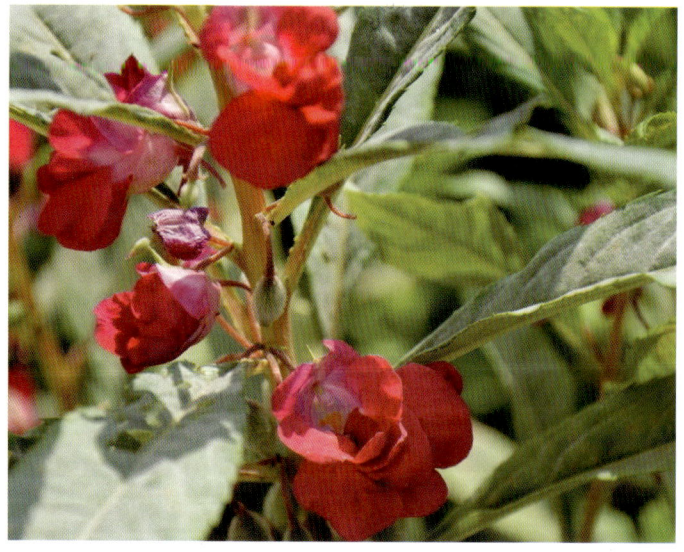

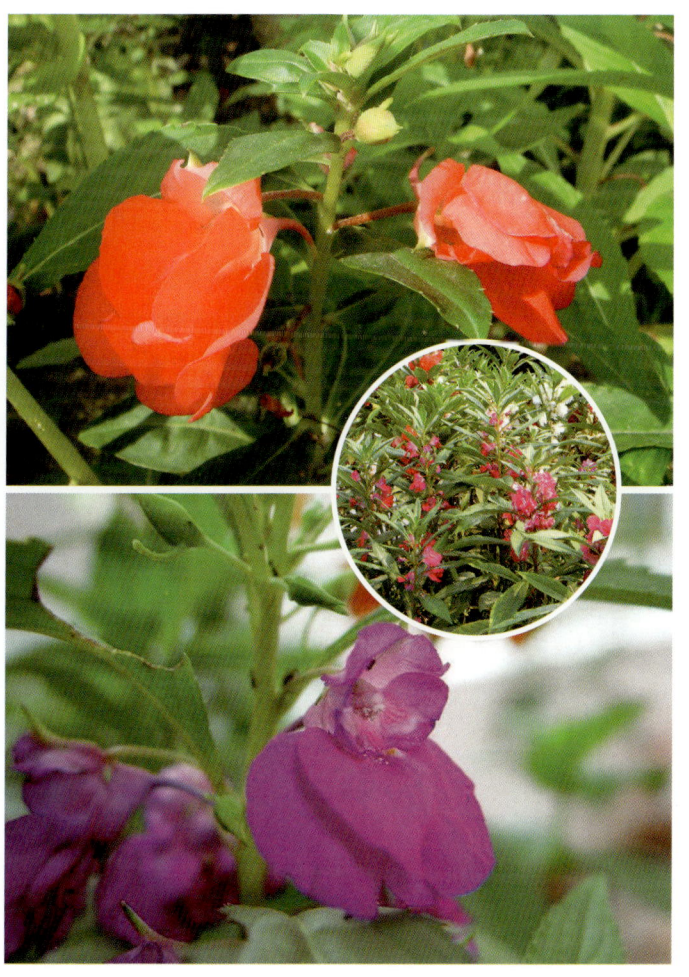

# 옥잠화차

• 개화기 : 7월~8월 • 보존법 : 건조 • 원산지 : 중국 • 생태 : 다년초

옥잠화는 약간 그늘이 지는 곳에서 잘 자라는데, 꽃은 해가 지는 저녁에 피고 아침에 오므라든다. 꽃・뿌리・줄기를 한약 재료로 이용한다. 봄에 돋아나는 연한 잎줄기는 나물로 먹는다. 순백의 꽃과 초록빛 잎이 어우러져 아름다운 옥잠화를 옥비녀꽃・백학석이라고도 한다. 맛과 향이 좋은 옥잠화차는 인후염에 효능이 있다.

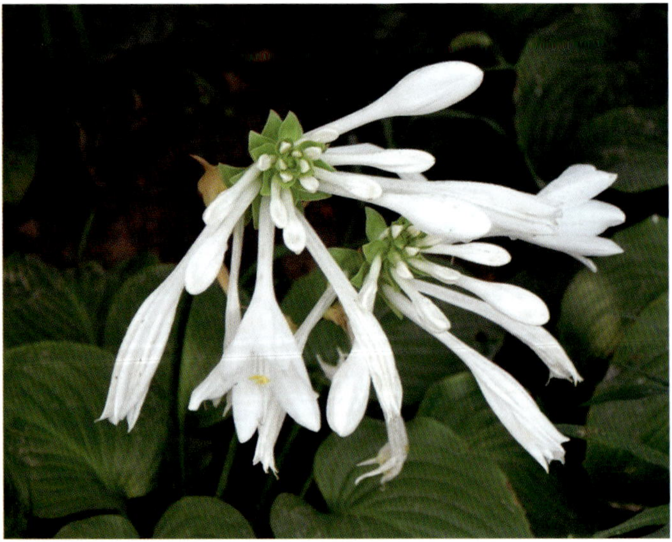

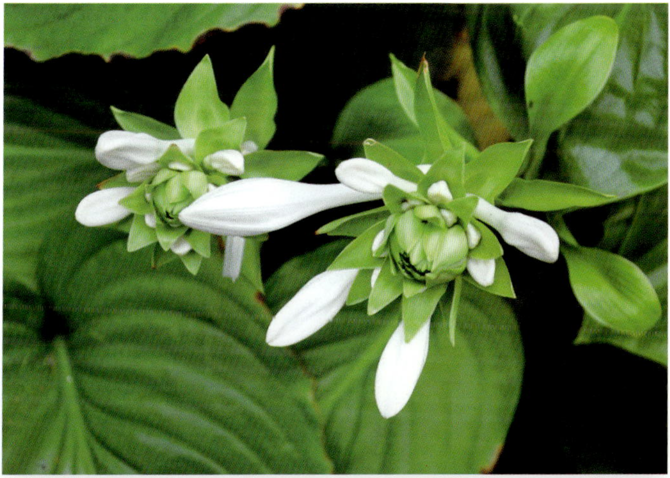

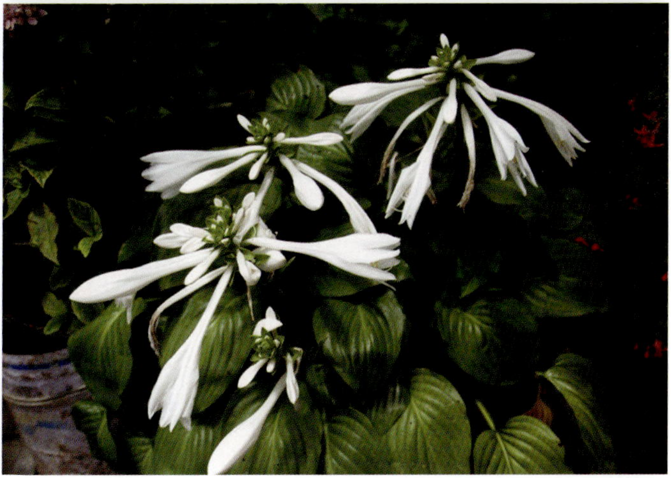

약이되는 한국의 꽃차

# 익모초꽃차

• 개화기 : 7월~8월 • 보존법 : 건조 • 원산지 : 한국, 중국 • 생태 : 2년초

익모초는 두해살이풀로 초가을에 싹을 틔워 어느 정도 자라다 월동을 하고 이듬해 봄부터 왕성하게 성장한다. 잘 자란 익모초는 2m까지 자란다. 청자색 꽃색을 닮은 익모초꽃차는 피부질환을 치료하고, 혈액순환을 원활하게 하고, 임신출산에 수반하는 모든 병을 치료한다. 민간에서는 부녀(婦女)의 보혈제로 사용되기도 한다.

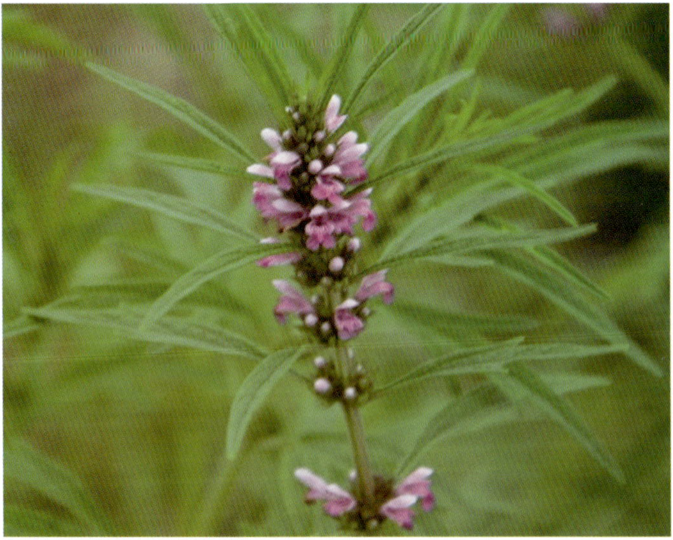

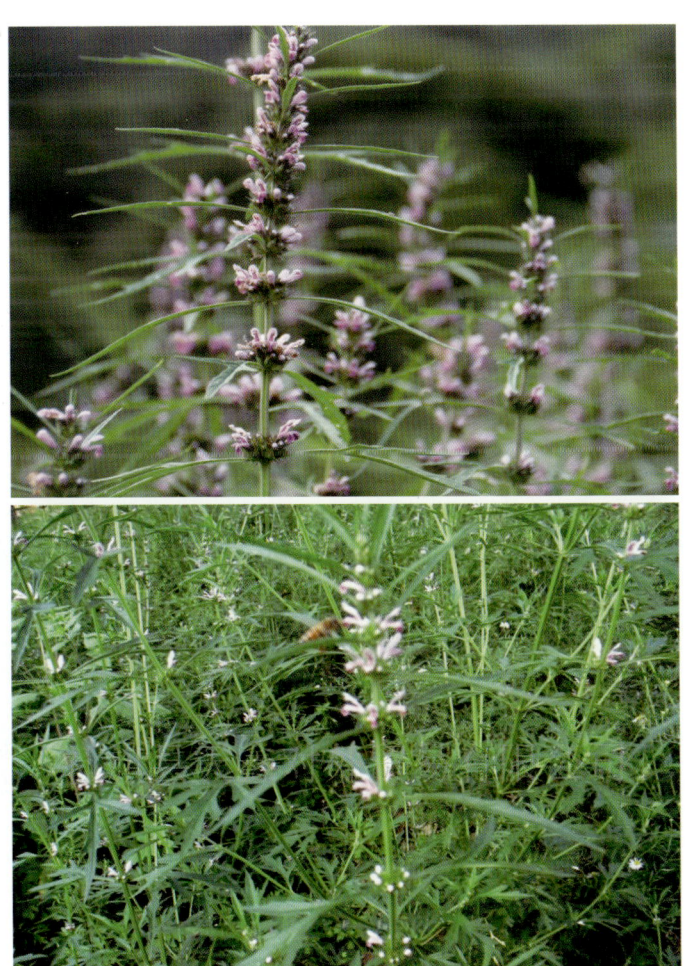

# 자귀나무꽃차

• 개화기 : 6월~7월 • 보존법 : 건조 • 원산지 : 한국 • 생태 : 낙엽활엽교목

목재로서의 가치는 없으나 시골길을 가다보면 마을 어귀에서 흔히 볼 수 있는 친근한 나무다. 6월에 처음 개화하였을 때 채취한 꽃을 합환화(合歡花)라 하고 또 개화하지 않은 꽃봉오리를 채취한 것을 합환미(合歡米)라 하며, 건조시켜 꽃차로 즐긴다. 합환이라는 이름에서 알 수 있듯이 자귀나무는 부부의 금실을 상징하는 나무이다.

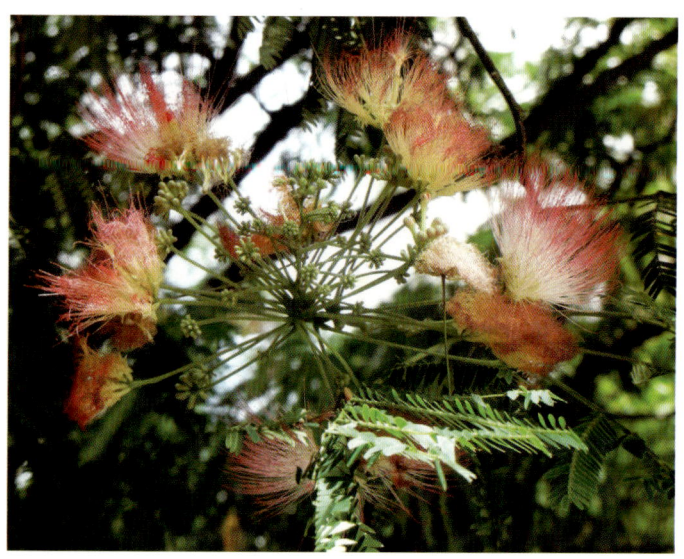

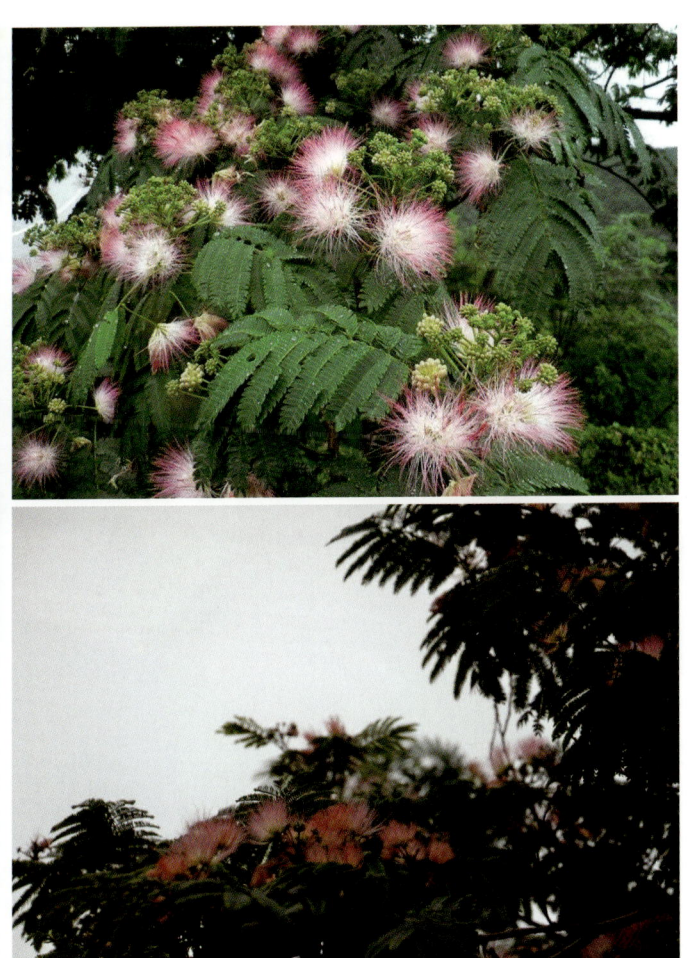

# 접시꽃차

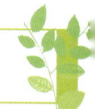

• 개화기 : 6월~7월 • 보존법 : 건조 • 원산지 : 중국 • 생태 : 2년초

접시꽃은 봄이나 여름에 파종하면 그해에는 잎만 무성하고 이듬해 줄기를 키우면서 꽃을 피운다. 꽃의 색깔은 여러 가지이며 홑꽃과 겹꽃이 있다. 꽃을 촉규화(蜀葵花)라고 하며 약재로 쓴다. 접시꽃차는 여성의 병적인 대하증과 대소변이 잘 나오지 않는 증상을 치료하는 데 도움을 준다. 하지만 임산부는 절대 마시면 안 된다.

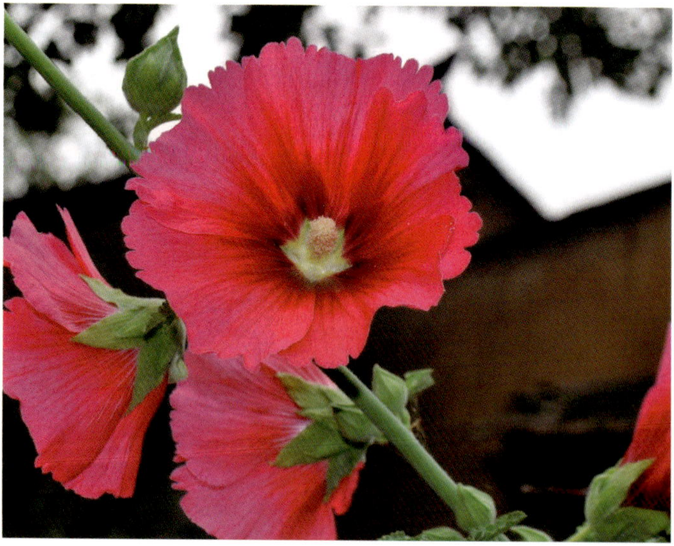

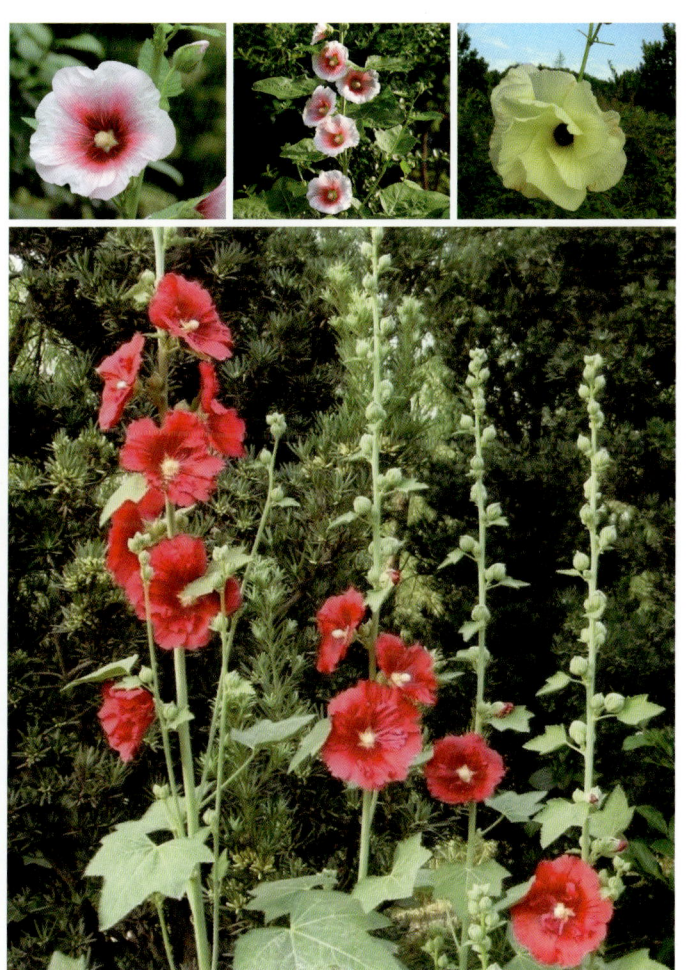

# 석창포꽃차

• 개화기 : 6월~7월 • 보존법 : 건조 • 원산지 : 동남아시아 • 생태 : 다년초

창포라는 이름을 가진 것에 꽃창포가 있는데, 잎이 창포와 비슷해서 '꽃이 피는 창포'라는 의미에서 이와 같은 이름이 붙여진 것일 뿐 창포와는 전혀 다른 식물이다. 꽃차로 이용하는 것은 석장포의 꽃이다. 석창포는 잎에 향기가 있어 잎을 우린 물로 단오절에 머리를 감는 풍속이 있고, 꽃차를 마시면 월경(月經)을 고르게 하고, 혈액순환에 좋다.

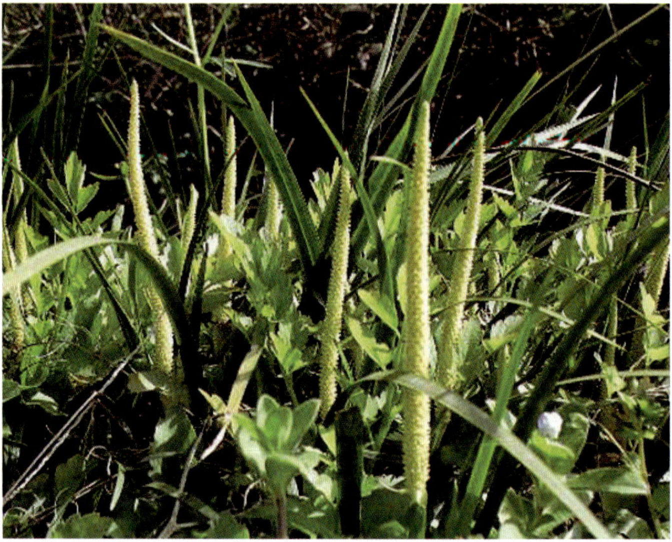

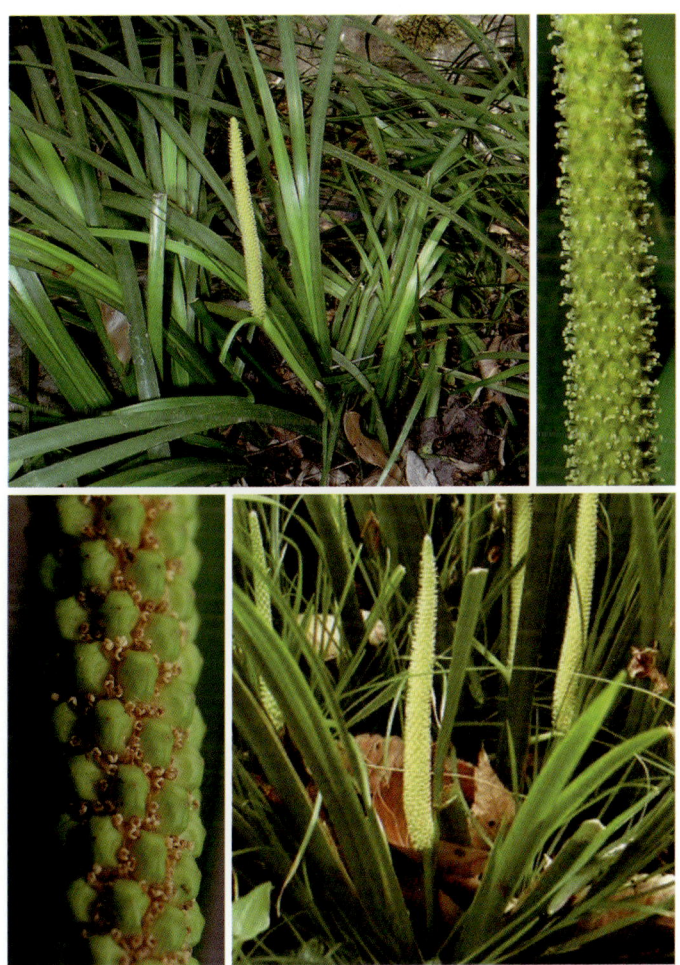

# 패랭이꽃차

• 개화기 : 6월~8월 • 보존법 : 건조 • 원산지 : 중국 • 생태 : 숙근성 다년초

바위에서 핀 대나무를 닮은 꽃이라 하여 '석죽(石竹)' 이라고도 한다. 그만큼 생명력이 강하다. 어버이날 부모님께 달아드리는 카네이션은 이 패랭이꽃을 오래 전에 개량한 것이다. 패랭이꽃과 카네이션의 꽃말은 다같이 '순결한 사랑' 이다. 패랭이꽃차는 염증을 가라앉히고 열을 내리게 하며 어혈을 풀어주고 월경을 고르게 하는 효능이 있다.

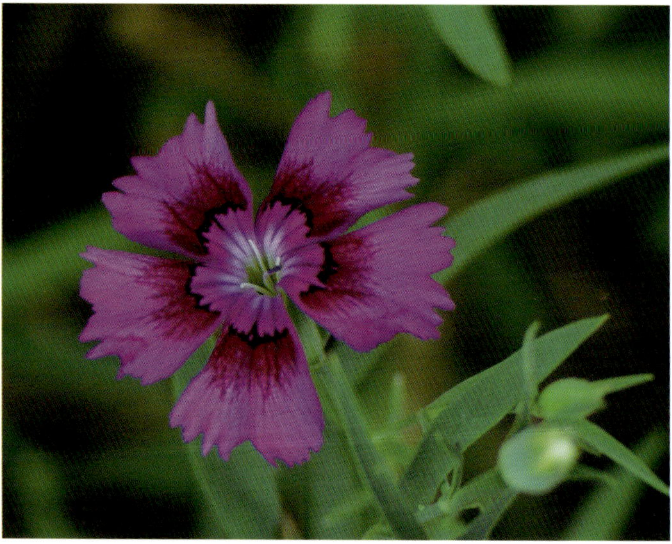

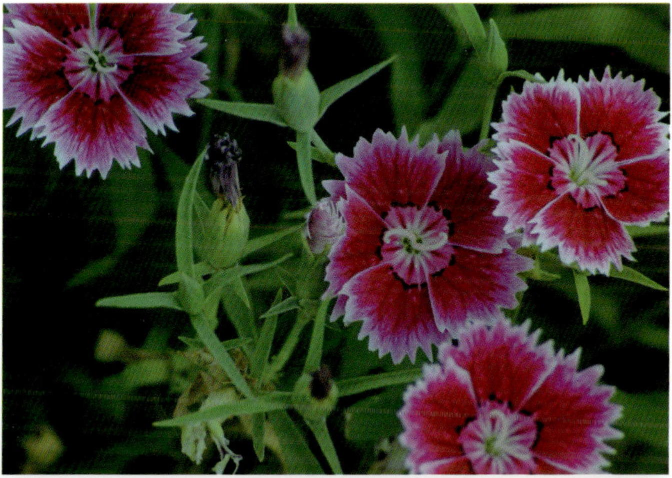

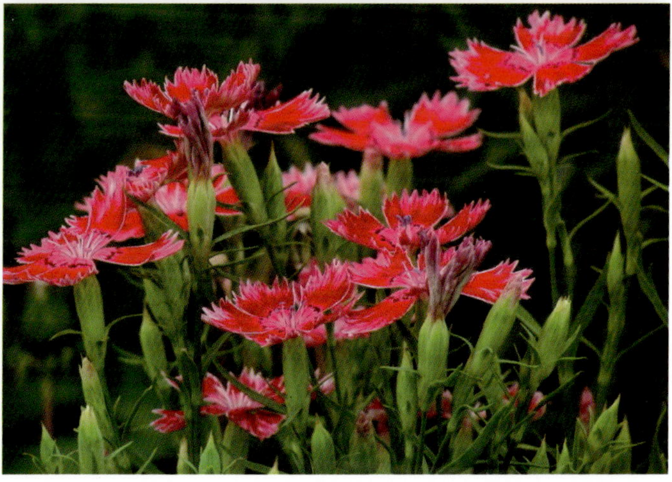

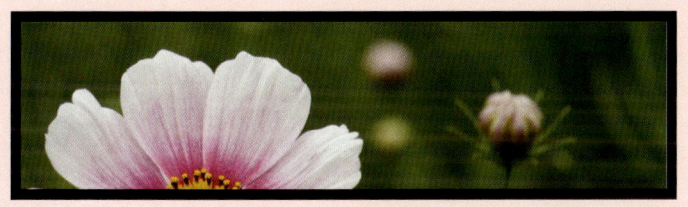

# 가을에 나는 꽃차

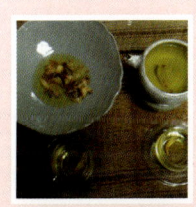

## 꽃차를 마시는 요령

꽃차는 처음의 물을 따라 버리고 두 번째 우린 찻물부터 마신다. 세 번에서 다섯 번까지 우려 마실 수 있다. 우릴 때마다 향과 맛이 조금씩 다르니 이것도 꽃차의 묘미다. 그리고 꽃차는 향으로 먼저 마시고 맛으로 또 한 번 마시지만, 빼놓을 수 없는 즐거움은 바로 찻잔 속에서 서서히 떠오르는 꽃을 감상하는 일이니 투명한 유리 재질의 다기를 사용하는 것이 좋다.

# 국화차

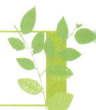

• 개화기 : 9월~10월 • 보존법 : 건조 • 원산지 : 중국 • 생태 : 다년초

국화는 관상식물 중 가장 역사가 오랜 꽃이다. 뭇 꽃들이 다투어 피는 봄·여름에 피지 않고 가을에 서리를 맞으면서 피는 국화를 우리의 선인들은 고고한 기품과 절개를 지키는 군자로 생각한 것이다. 국화차를 마시면 예로부터 불로장수한다고 전해 오며, 특히 눈을 밝게 하고 머리를 좋게 하며, 신경통·두통·기침에 효과가 있다.

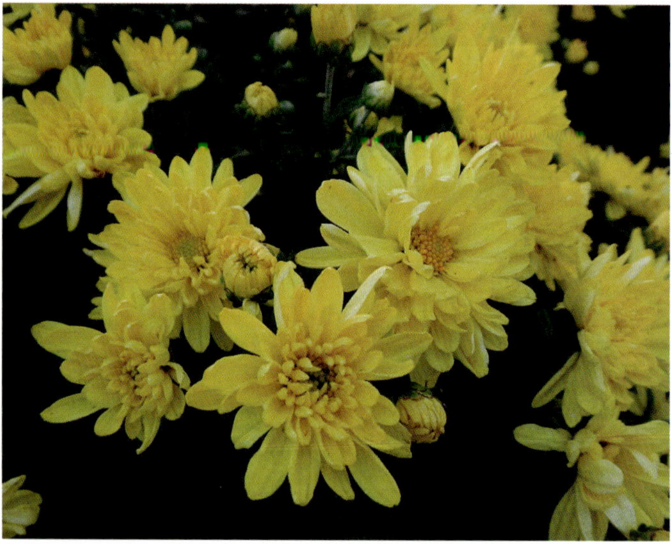

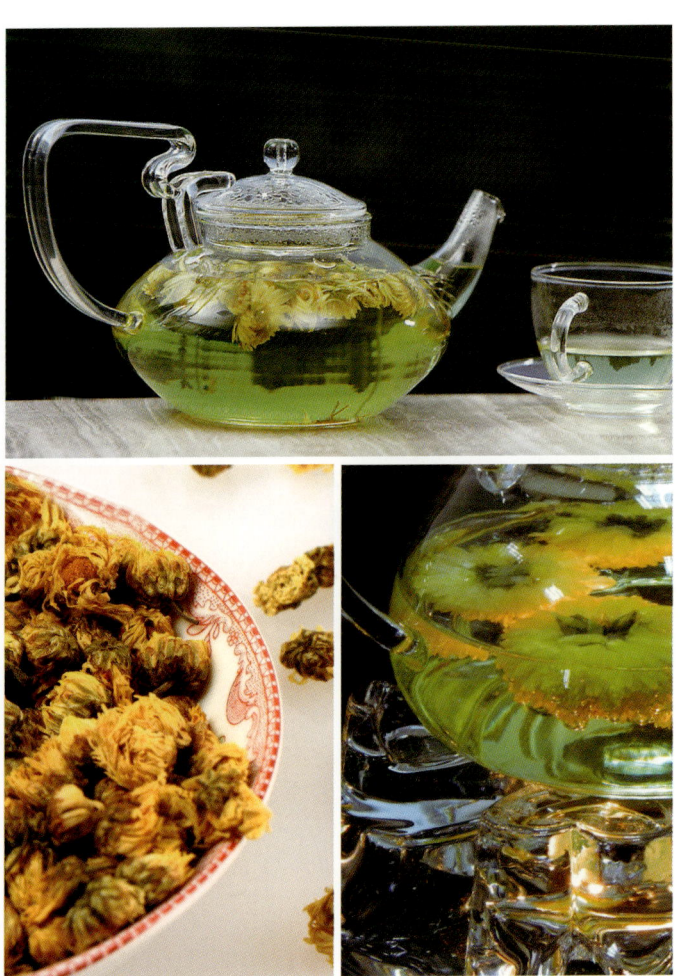

# 산국꽃차

• 개화기 : 9월~10월 • 보존법 : 건조 • 원산지 : 한국 • 생태 : 숙근성 다년초

산국(山菊)은 가을에 어디에서나 볼 수 있는 들국화다. 산국꽃차는 두통을 진정시키며, 머리를 맑게 해주어 차로 애용한다. 그리고 내장의 지방을 분해하고 씻어내므로 다이어트차로도 이용된다. 또한 불면증이 있는 사람들은 잠자리 곁에 두고 향낭으로 많이 사용한다. 민간요법에서 산국은 혈압을 내려주고 항균작용을 하는 데 사용하기도 한다.

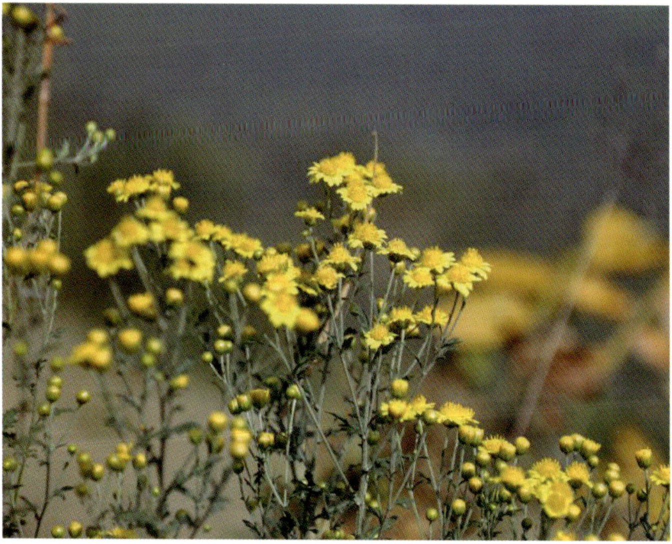

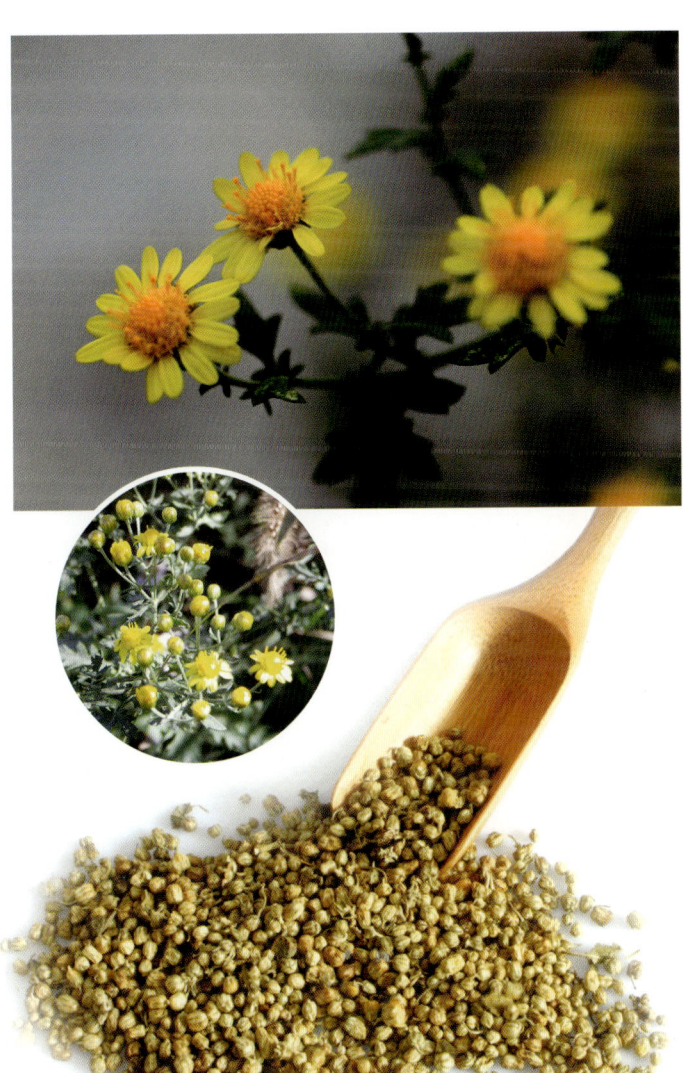

# 해바라기꽃차

• 개화기 : 8월~9월 • 보존법 : 건조 • 원산지 : 북아메리카 • 생태 : 1년초

해바라기씨를 섭취하면 살도 찌지 않고 영양도 보충할 수 있어 오래 전부터 간식으로 애용되었다. 해바라기도 꽃잎을 이용해서 차를 만든다. 해바라기꽃차는 혈압을 내리며 어지럼증을 약화시킨다. 성분이 달고 따뜻하여 감기 기운도 가라앉힌다. 건조시킨 해바라기꽃잎을 4~5장 넣고 뜨거운 물을 부어 우려 마시면 그 맛이 달다.

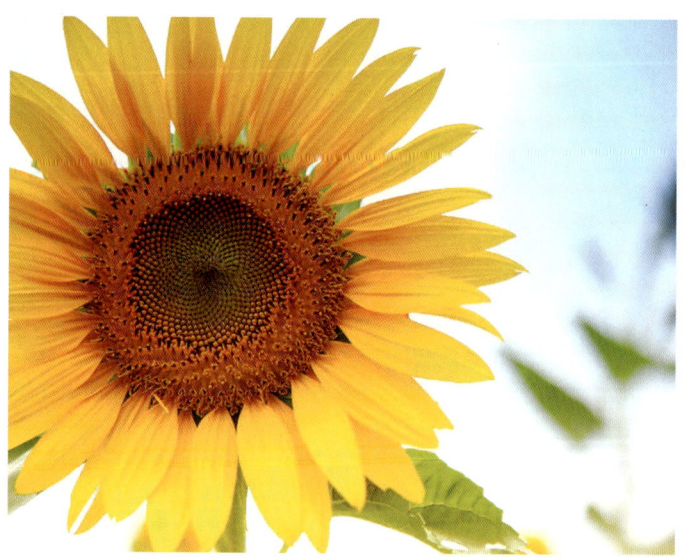

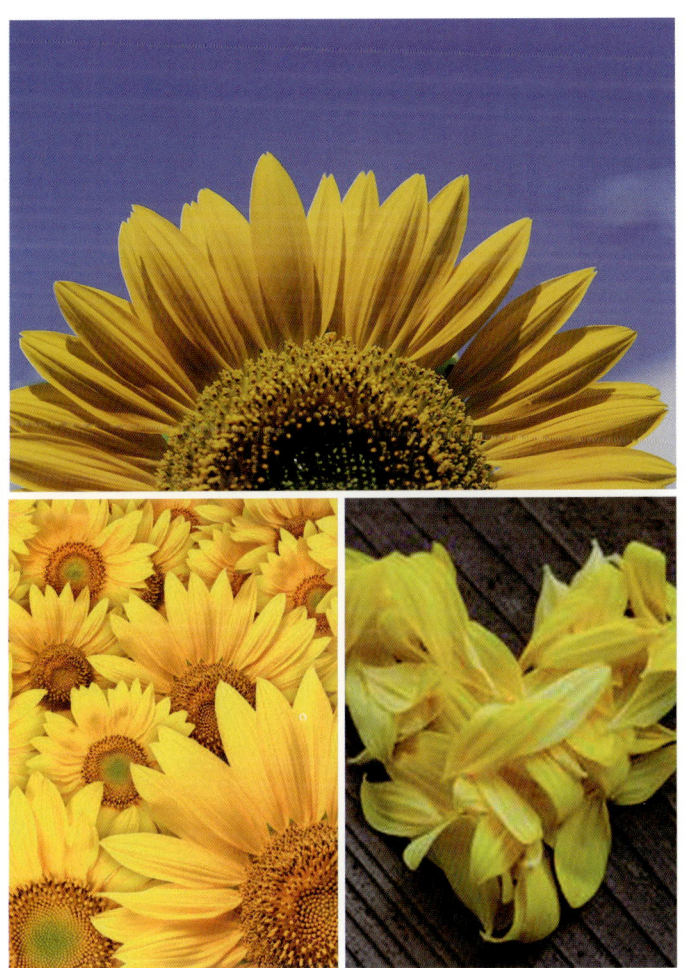

# 등나무꽃차

• 개화기 : 8월~9월 • 보존법 : 건조 • 원산지 : 북아메리카 • 생태 : 1년초

등나무는 아름다운 꽃과 여름의 뜨거운 태양을 막아 주는 그늘을 제공해준다. 어린잎이나 꽃은 나물로 해 먹기도 한다. 등나무를 말려 향을 피우면 자색 연기가 아름답고 은은한 향기가 감돈다. 5월에 피는 등나무꽃은 그 향이 사방 30m까지 퍼진다. 보랏빛 모습이 탐스러운 등나무꽃차는 맛이 달고 근육통에 좋다.

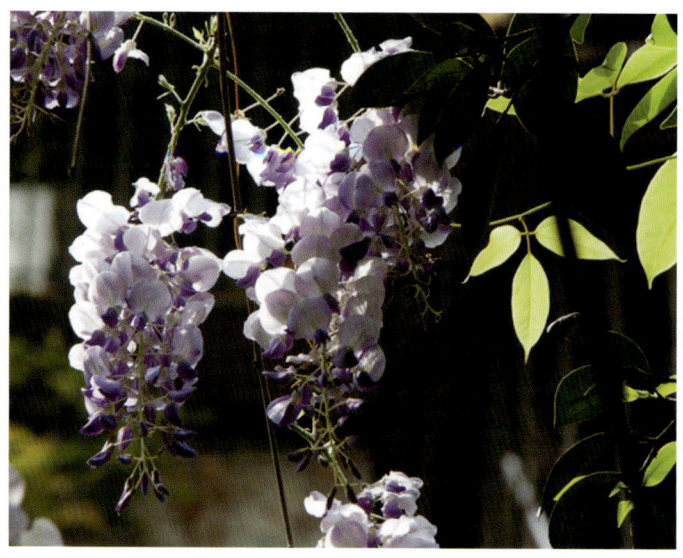

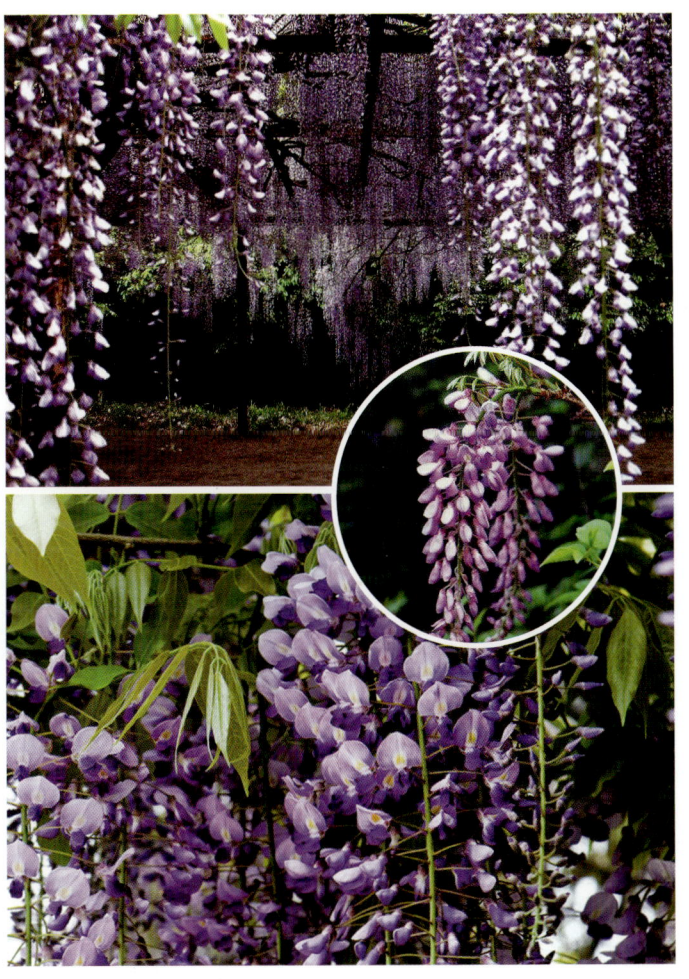

# 뚱딴지꽃차

• 개화기 : 8월~ 10월  • 보존법 : 건조  • 원산지 : 북아메리카  • 생태 : 다년초

꽃과 잎이 감자같이 생기지 않았는데 감자를 닮은 뿌리가 달려서 돼지감자라고도 한다. 뚱딴지는 4월 말이 되면 싹이 돋아나기 시작하고, 처음에는 해바라기와 비슷한 모양으로 자란다. 가을에 피는 꽃이 아주 매력적이다. 뚱딴지꽃차는 해열작용을 하며, 타박상·골절상에도 좋고 당뇨에도 좋다.

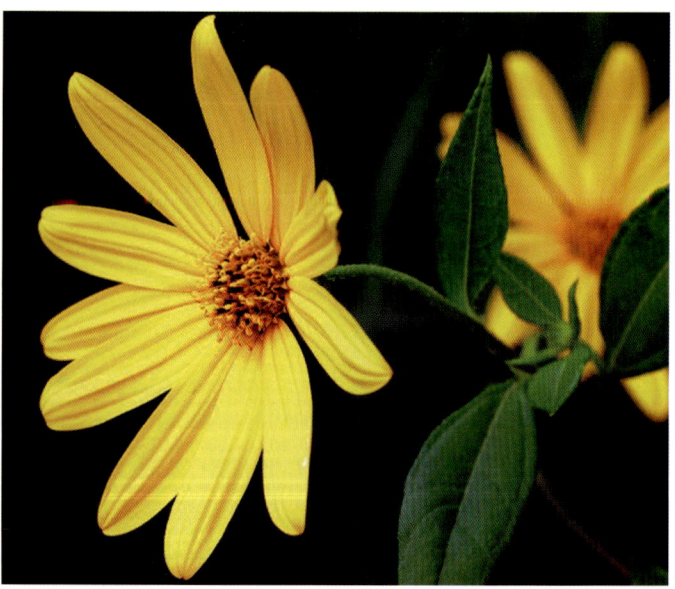

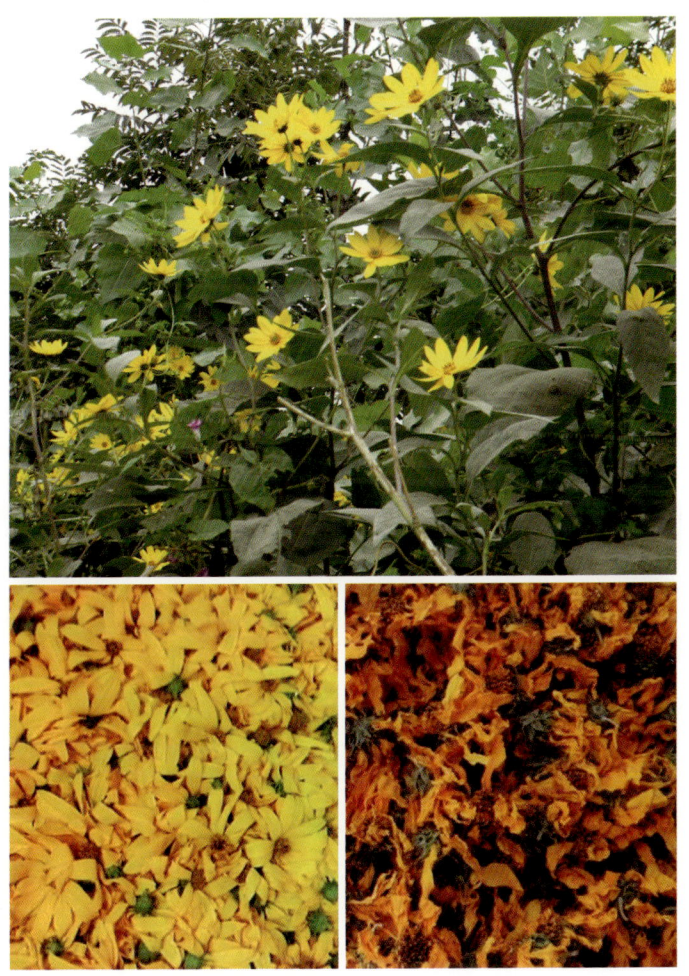

# 고마니꽃차

• 개화기 : 8월~9월 • 보존법 : 건조 • 원산지 : 한국 • 생태 : 덩굴성 1년초

'고마리'가 정식 명칭이고 '고만이'라고도 하며 생약명으로는 '조선극염료'라고 부른다. 물가에 심으면 수질을 정화하고, 왕성한 생명력으로 오염돼 죽어가는 물에 생명의 산소를 넣어주기도 한다. 어린잎과 연한 줄기를 채취하여 나물과 국거리로 이용 한다. 고마니꽃차는 몸속 독소를 배출시키는 효능이 있으며 소화불량·시력회복 등에도 효능이 있다.

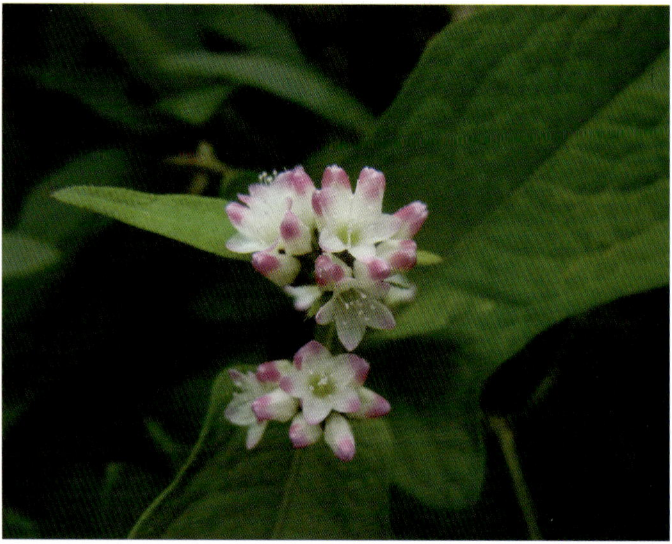

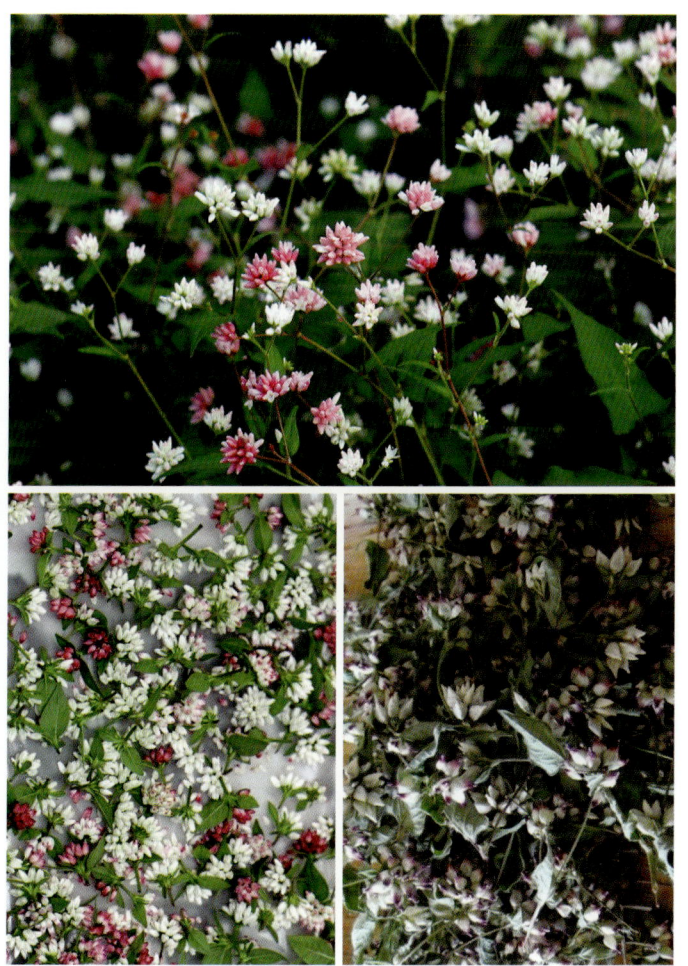

# 구절초꽃차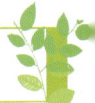

• 개화기 : 9월~10월 • 보존법 : 건조 • 원산지 : 한국 • 생태 : 숙근성 다년초

구일초(九日草)・선모초(仙母草)라고도 한다. 구절초라는 이름은 아홉 번 꺾이는 풀, 또는 음력 9월 9일에 꺾는 풀이라는 뜻에서 유래하였다. 꽃은 담홍색 또는 백색으로 판다. 따뜻한 성질과 차가운 성질 모두 가지고 있는 구절초꽃차는 부인병에 탁월한 효능을 가지고 있으며, 손발이 차가운 사람이 꽃차를 마시면 좋다.

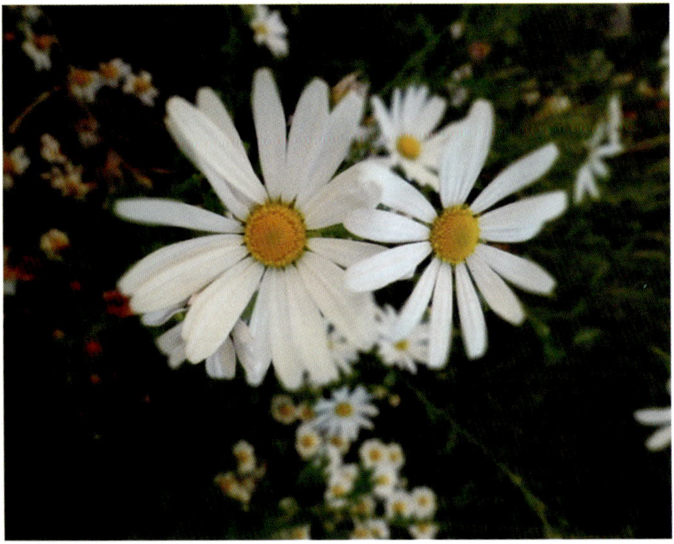

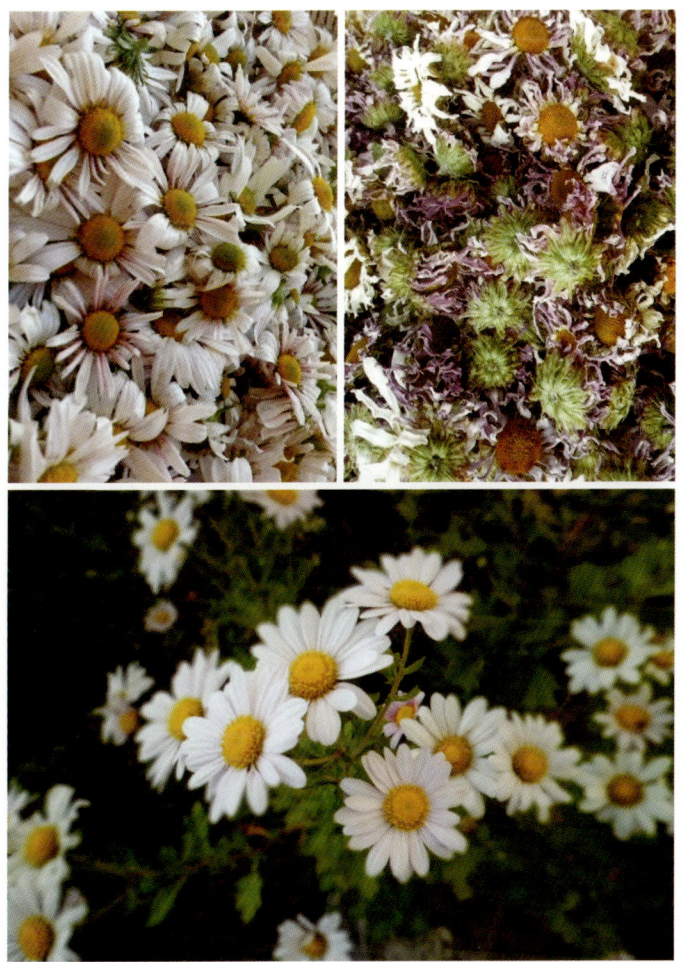

# 능소화꽃차

• 개화기 : 7월~9월 • 보존법 : 건조 • 원산지 : 중국 • 생태 : 덩굴성 낙엽교목

금등화(金藤花)라고도 한다. 옛날에는 능소화를 양반집 마당에만 심을 수 있었다는 이야기가 있어, 양반꽃이라고 부르기도 한다. 꽃을 약재로 쓴다. 꽃이 피는 대로 채취하여 햇볕에 말려서 그대로 쓴다. 능소화꽃차는 이뇨 효과가 있고, 어혈을 풀어주고 뜨거운 피를 식혀주며, 주독이 올라 붉게 된 코의 치료에도 쓰인다.

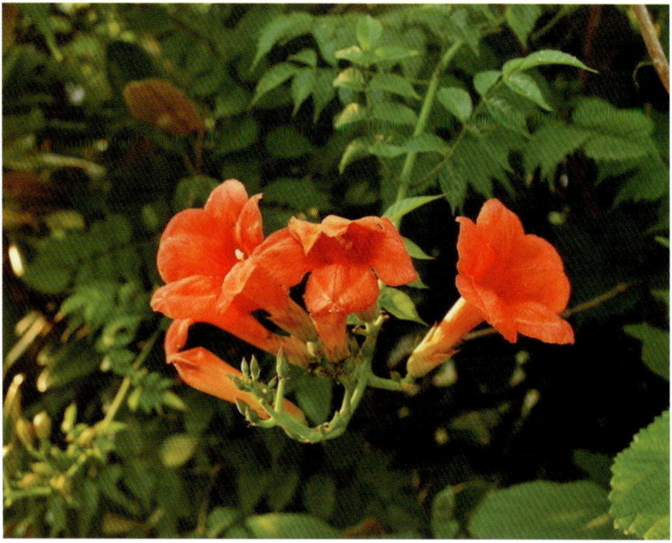

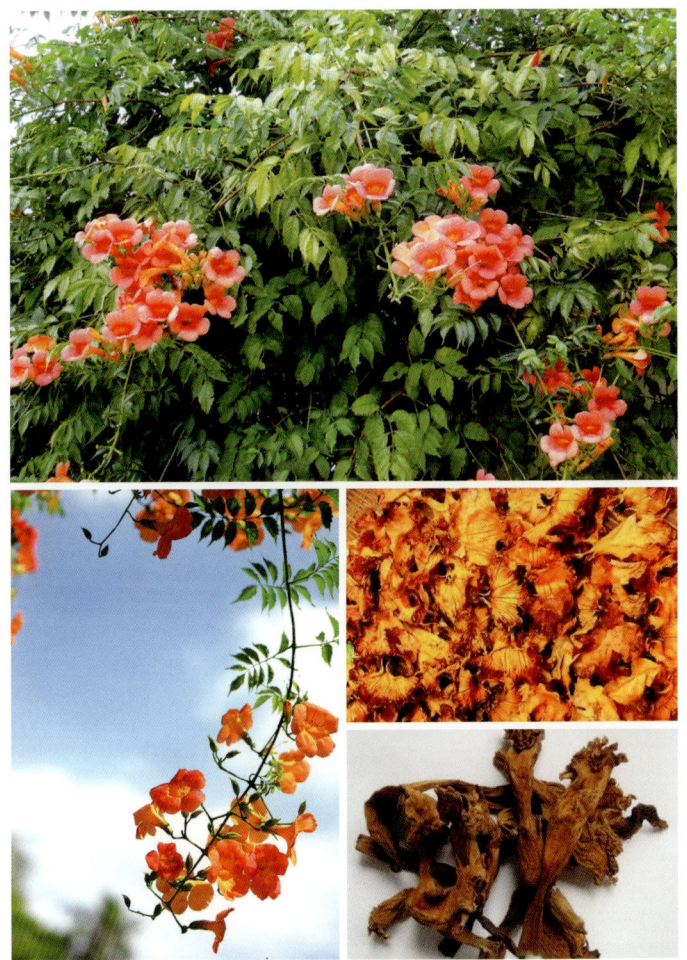

# 무궁화꽃차

• 개화기 : 6월 ~ 10월   • 보존법 : 건조   • 원산지 : 한국   • 생태 : 낙엽활엽관목

다섯 개의 붉고 하얀 꽃잎과 씨방으로부터 흘러나오는 붉은색이 정열적인 무궁화는 우리나라 국화(國花)이다. 『동의보감』에 '무궁화 꽃가루를 물에 타 마시면 수인성 전염병을 예방하고 설사를 멈춘다' 라고 쓰여 있다. 그리고 무궁화꽃차를 복용하면 장출혈을 멎게 하는 효능이 있다.

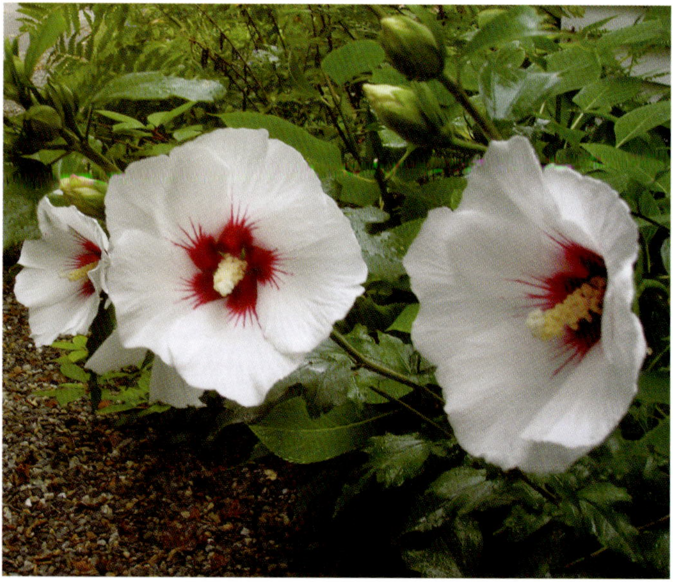

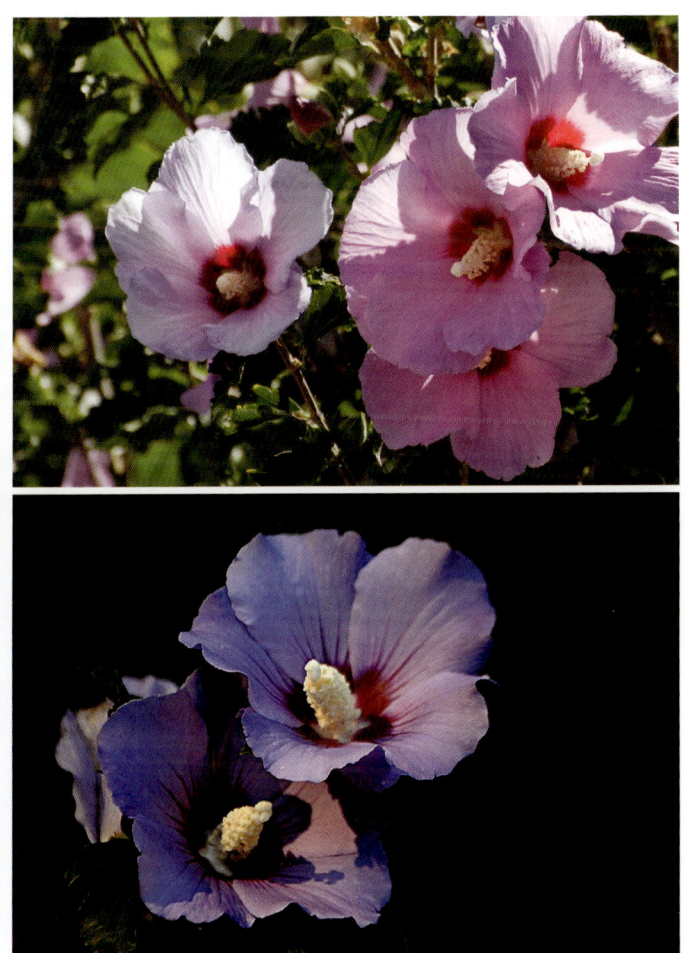

# 코스모스꽃차

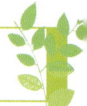

• 개화기 : 6월~10월 • 보존법 : 건조 • 원산지 : 멕시코 • 생태 : 1년초

한번 피어나면 어디라도 해마다 조금씩 넓게 퍼지는 코스모스는 약간 척박한 곳에서 더 잘 자란다. 꽃색은 연분홍색·흰색·붉은색 등 매우 다양하고 꽃잎의 끝이 톱니 모양으로 얕게 갈라진다. 코스모스꽃차는 차고 서늘한 성질이 있어서 눈이 충혈되고 붓고 아픈 증상이 있을 때, 가슴이 답답할 때, 숙취해소 등에 효능이 있다.

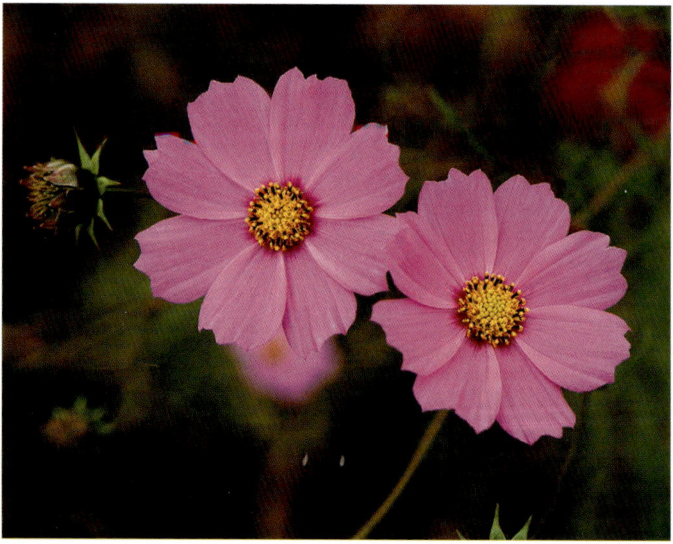

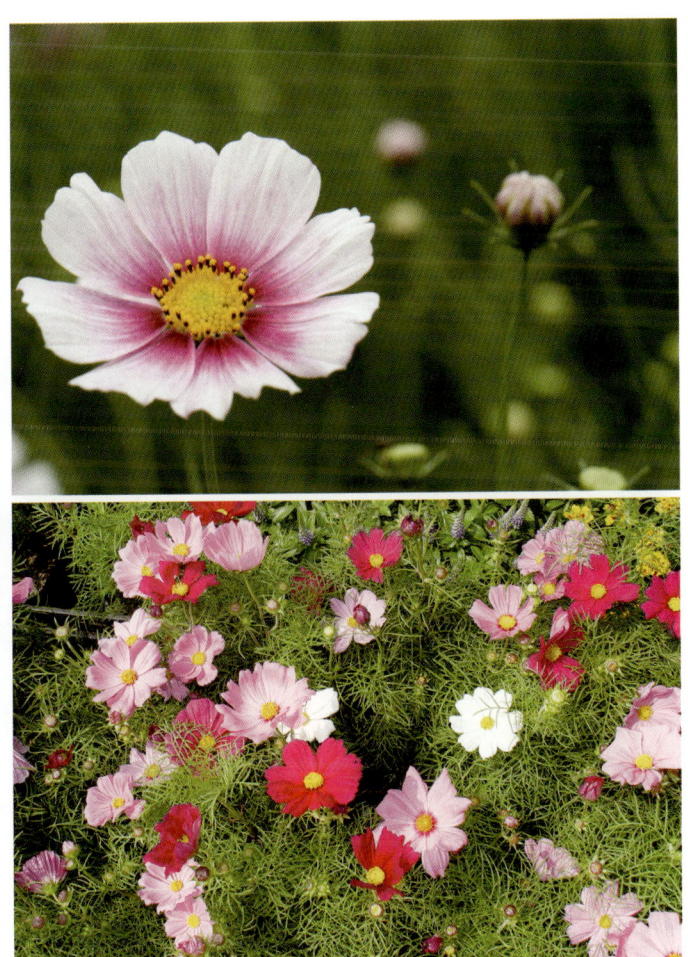

# 송화차

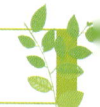

• 개화기 : 6월~10월 • 보존법 : 건조 • 원산지 : 한국 • 생태 : 1년초

송화차의 재료가 되는 송홧가루는 4월 말~5월 초 송화 봉우리가 터지기 전에 적송(赤松)에서 채취하여 얻는다. 송화차는 심폐를 윤택하게 하고, 피를 맑게 한다. 물 600ml에 송홧가루 3~6g을 넣고 찻잔 1~2잔이 되도록 달여 하루 적량으로 마신다. 이 차는 많이 마시면 상초(上焦 : 심장 아래)에 열병을 발생시켜 좋지 않으므로 용량을 지켜야 한다.

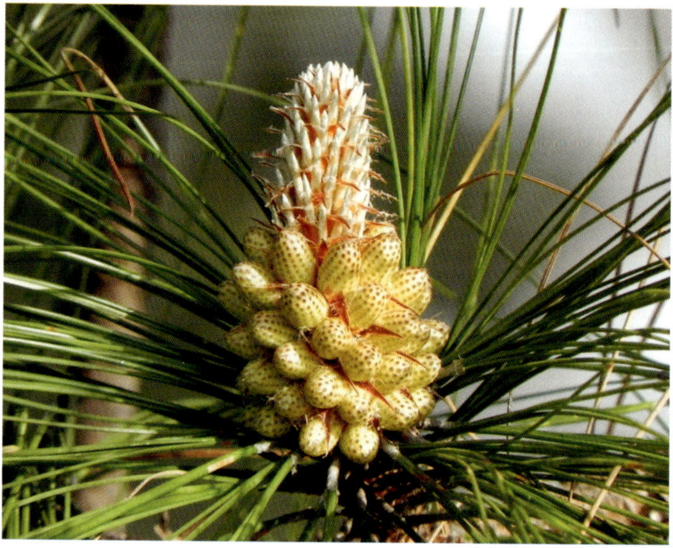

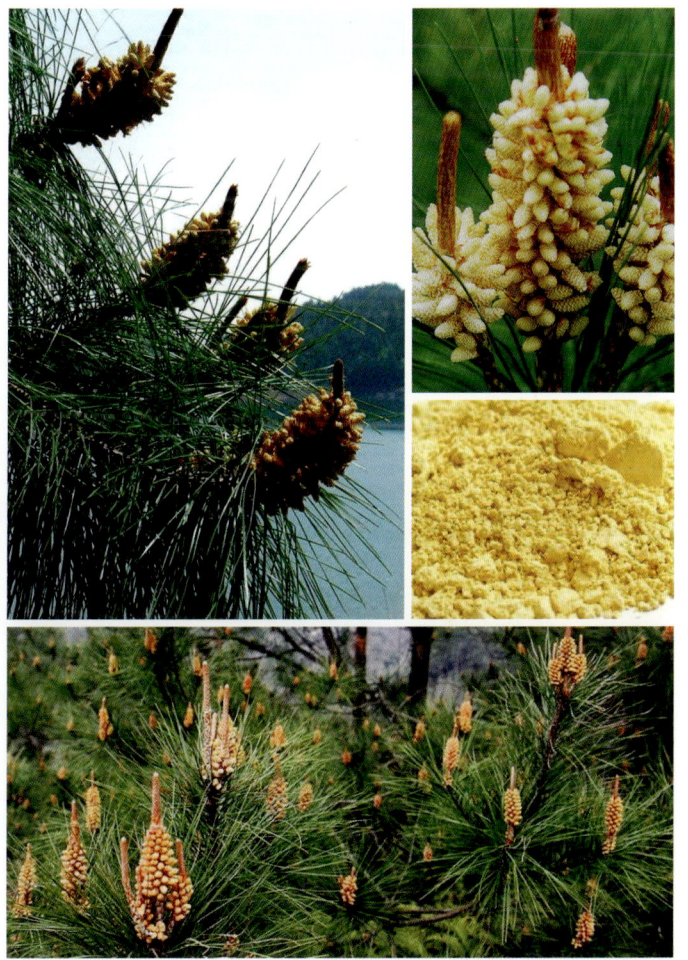

# 녹차꽃차

• 개화기 : 9월~11월 • 보존법 : 건조 • 원산지 : 중국, 티베트 • 생태 : 상록교목

차나무는 우리나라에 약 1,000년 전에 중국으로부터 도입된 것으로 알려져 있다. 차나무의 어린 순과 잎은 녹차, 홍차를 만드는 데 사용하고 열매로는 기름을 짠다. 녹차꽃차와 녹차는 맛은 서로 다르지만 효능은 거의 같다. 머리와 눈을 맑게 하고, 이뇨·해독의 효능이 있다.

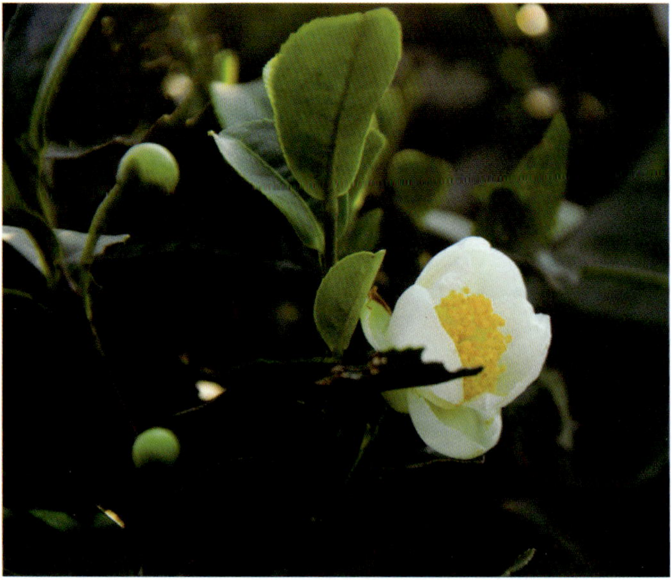

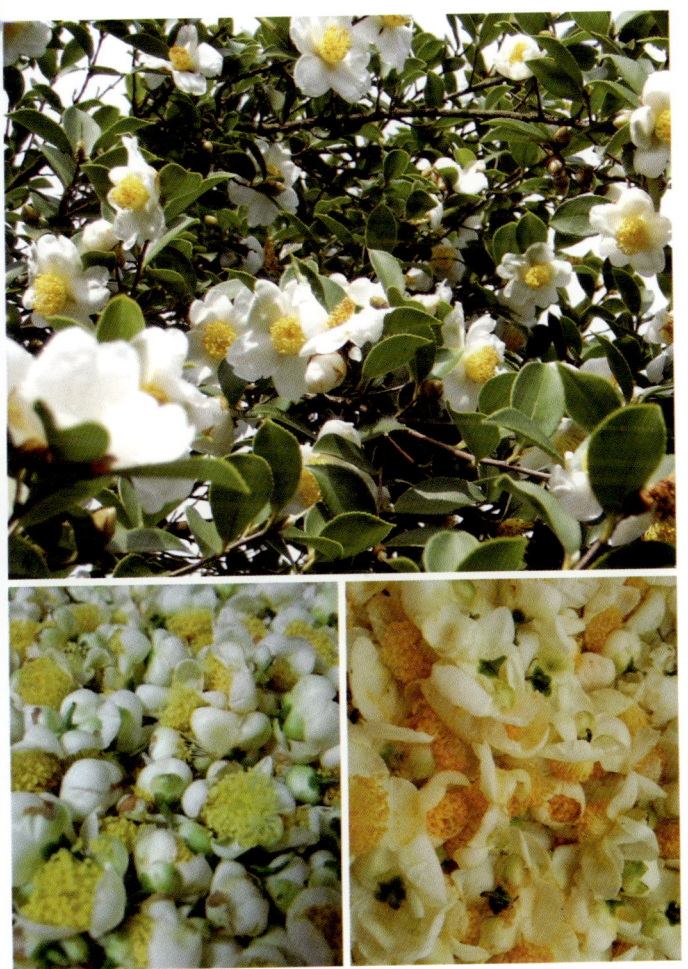

# 참당귀꽃차

• 개화기 : 8월~9월 • 보존법 : 건조 • 원산지 : 한국 • 생태 : 숙근성 다년초

당귀는 대표적인 약용식물이지만 어린 순은 나물로 먹는다. 예전에는 산에서 채취했으나 최근에는 많이 재배한다. 당귀 뿌리와 잎에서 퍼지는 은은한 한약냄새를 즐기고 건강 쌈 채소로 잎을 많이 이용한다. 당귀 우린 물은 여성의 부인병에 좋으며, 당귀꽃차는 어혈제거 효능과 피를 보충해주기 때문에 피부가 깨끗하고 촉촉해지는 효과가 있다.

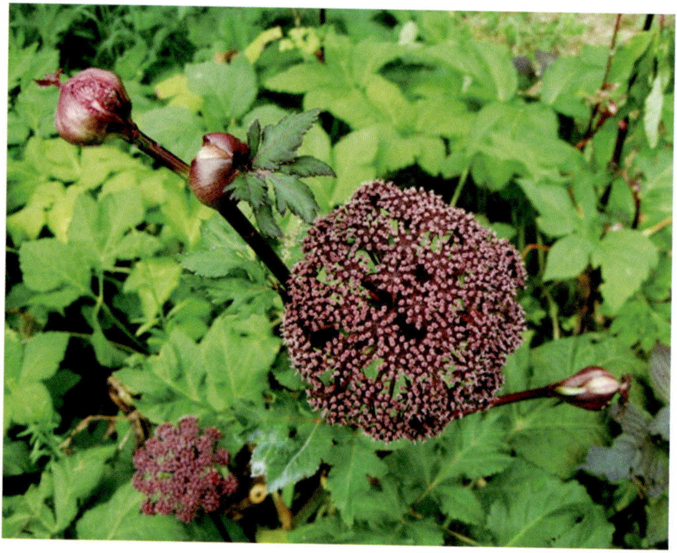

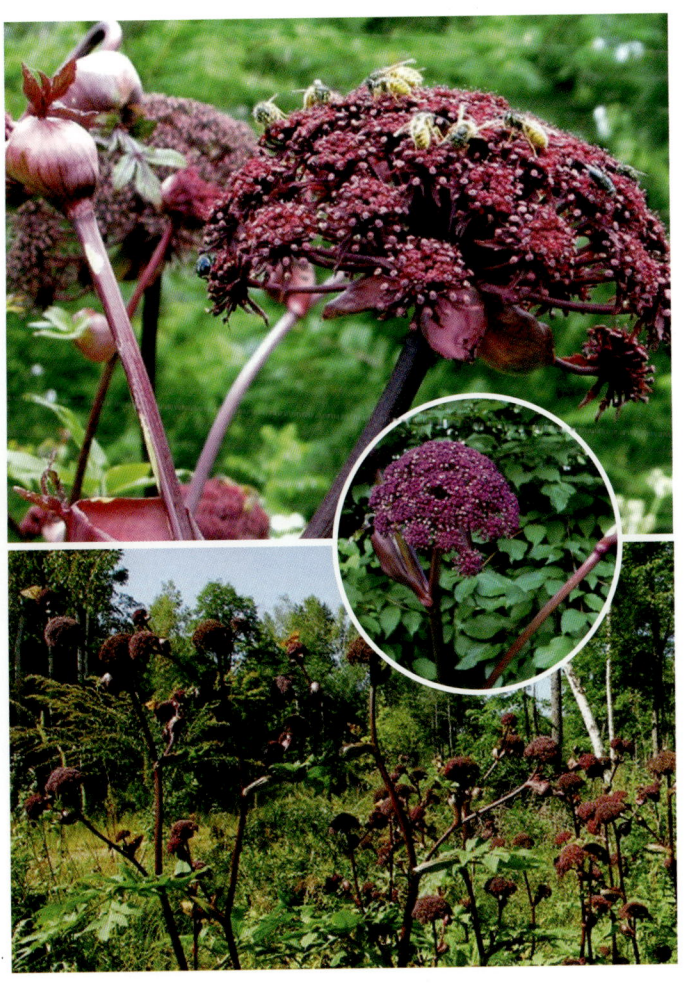

약이되는 한국의 꽃차

# 배롱나무꽃차

• 개화기 : 8월~9월 • 보존법 : 건조 • 원산지 : 아시아, 중국 • 생태 : 낙엽활엽교목

주로 꽃을 관상하기 위한 조경수로 이용되고 있다. 특히 절에 이 나무를 많이 심고 전라북도 선운사 경내에 서 있는 2그루의 배롱나무는 명물이고 수형이 고르다. 배롱나무꽃은 자미화(紫微花)라고도 하는데, 지혈·소종의 효능이 있어, 한방에서 월경과다·장염·설사 등에 약으로 쓴다. 꽃 3~9g을 달여서 복용한다. 임산부는 금한다.

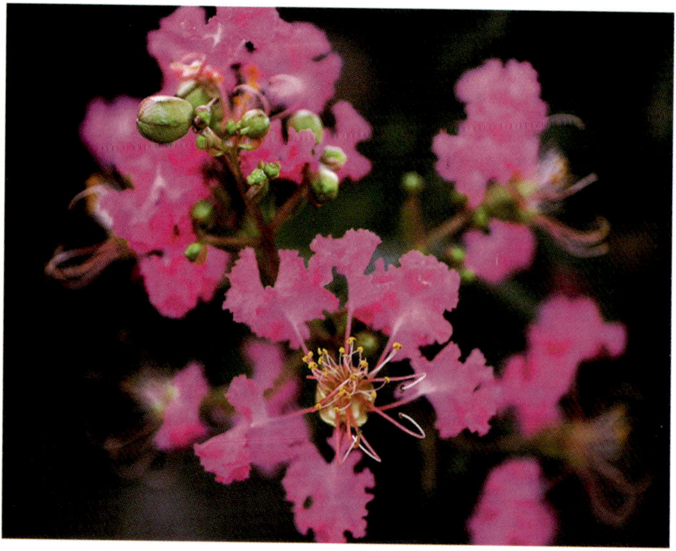

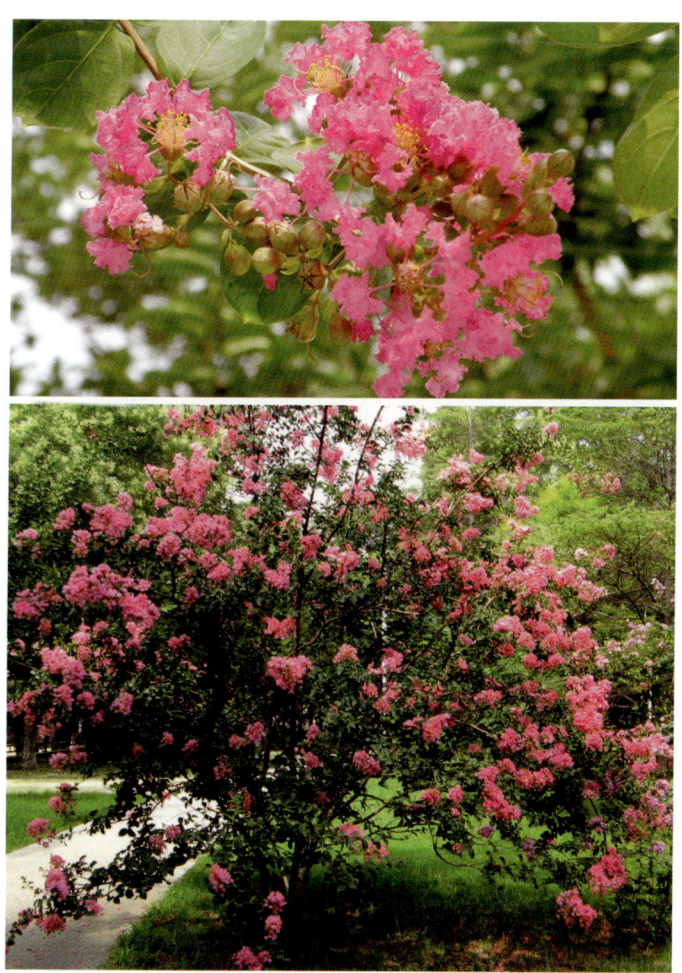

# 산초나무꽃차

• 개화기 : 8월~9월 • 보존법 : 건조 • 원산지 : 한국 • 생태 : 낙엽활엽관목

산초나무꽃은 연한 푸른빛이고 새로 자란 가지 끝에 작은 꽃이 우산꼴로 많이 모여서 피어난다. 꽃이 핀 뒤에 검은 씨가 들어 있는 열매를 맺는다. 열매를 잘게 썰어 후추 대신에 조미료로 쓰이며 씨에서 짜낸 기름을 식용으로 하기도 한다. 산초나무꽃차는 위장병 및 기관지 천식에 좋고, 항산화 성분이 있다.

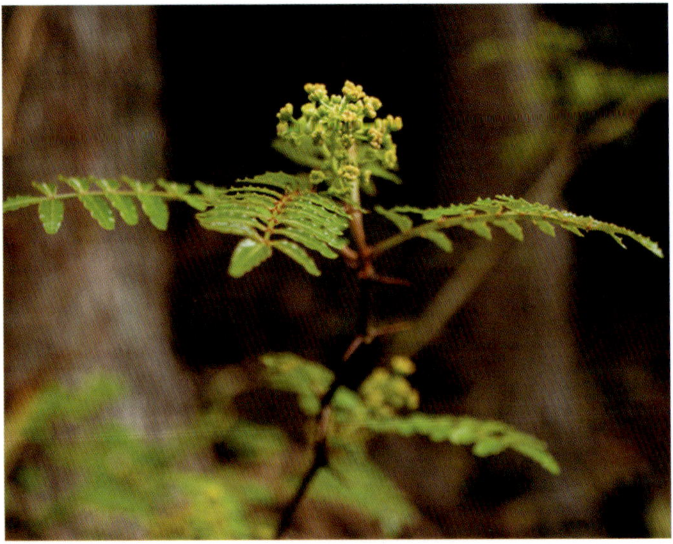

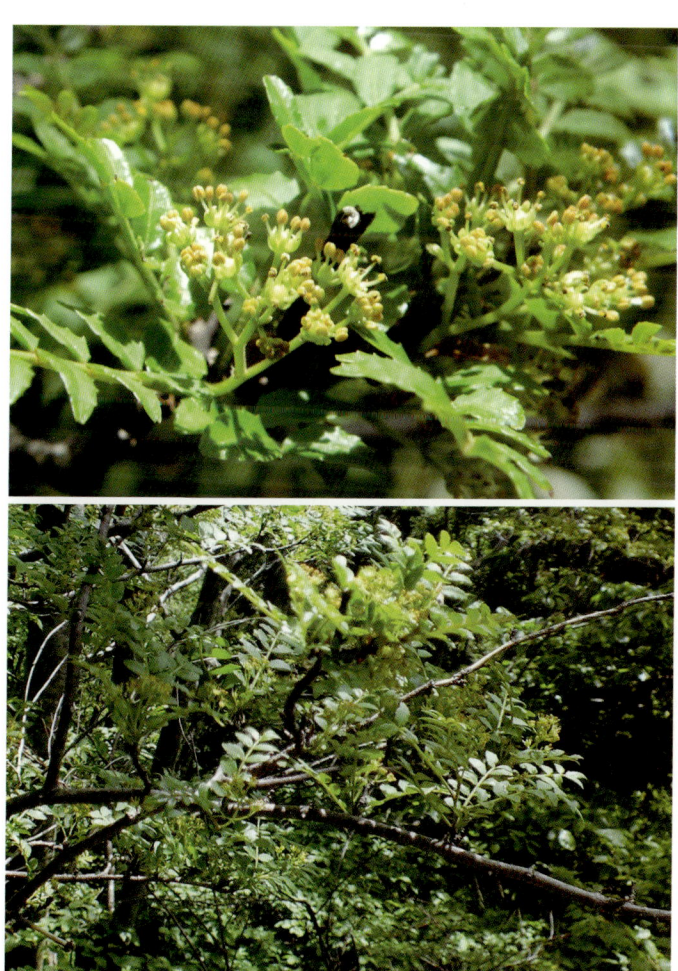

# 쑥꽃차

• 개화기 : 7월~9월 • 보존법 : 건조 • 원산지 : 한국 • 생태 : 다년초

쑥은 마늘, 당근과 더불어 성인병을 예방하는 3대 식물로 꼽힐 만큼 유익한 성분이 다량 함유되어 있다. 쑥의 한약 이름은 '애엽(艾葉)'으로 옛부터 식용과 약용으로 다양하게 사용되어 왔다. 쑥꽃차는 혈액순환을 도와 몸속의 냉기를 몰아내고 몸을 따뜻하게 해준다. 그래서 추위를 많이 타는 사람은 쑥꽃차를 오래 먹으면 좋다.

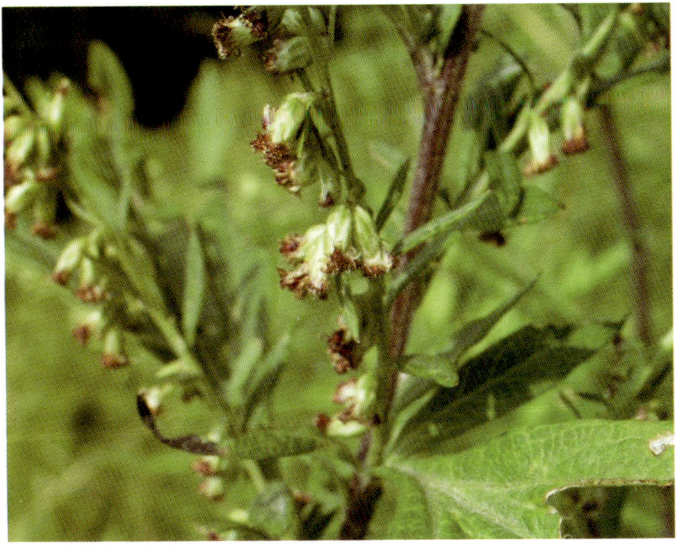

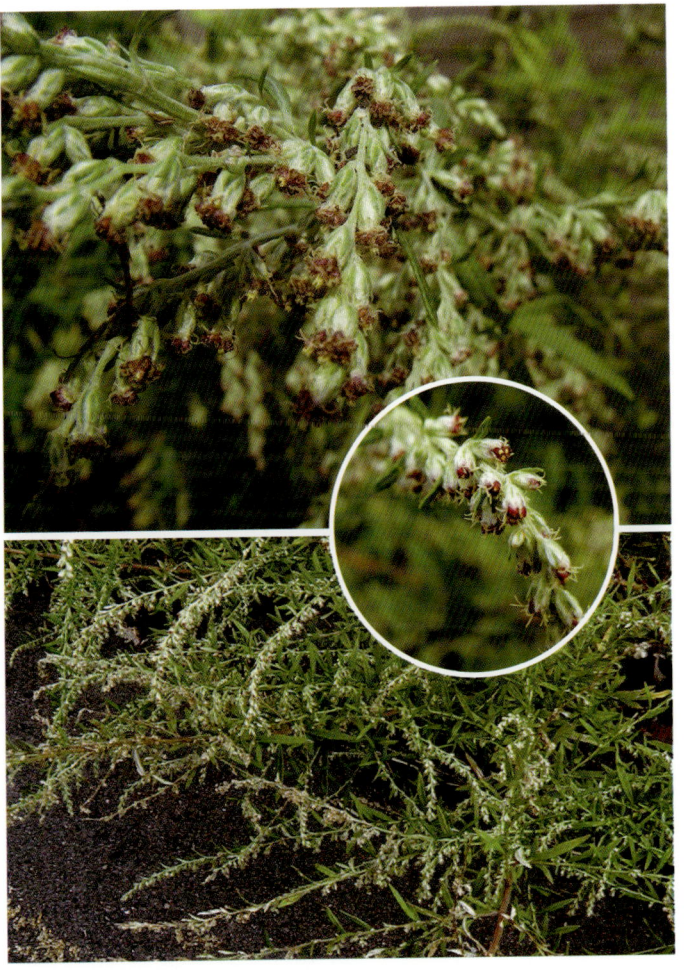

# 용담꽃차

- 개화기 : 8월~10월 • 보존법 : 건조 • 원산지 : 한국, 일본, 중국 • 생태 : 숙근성 다년초

용담은 경기, 경남, 강원, 평북, 함북 등 산지의 숲속에서 자생하는 약용 식물이다. 진한 청보라색의 꽃을 피우는 용담(龍膽)은 '용의 쓸개'라는 뜻이니, 약효가 그만큼 좋다는 뜻일 것이다. 용담의 약성은 찬 성질로 쓴맛이 난다. 용담꽃차는 열을 내리거나 기침을 멈추게 하고 비장을 튼튼하게 하는 효능이 있다.

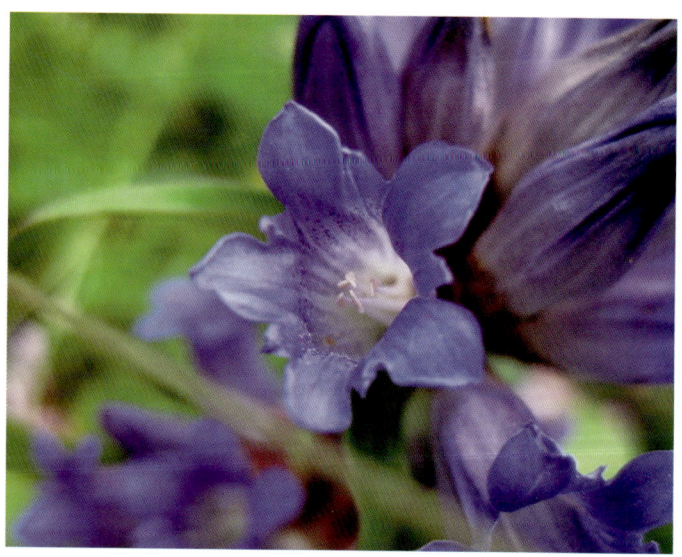

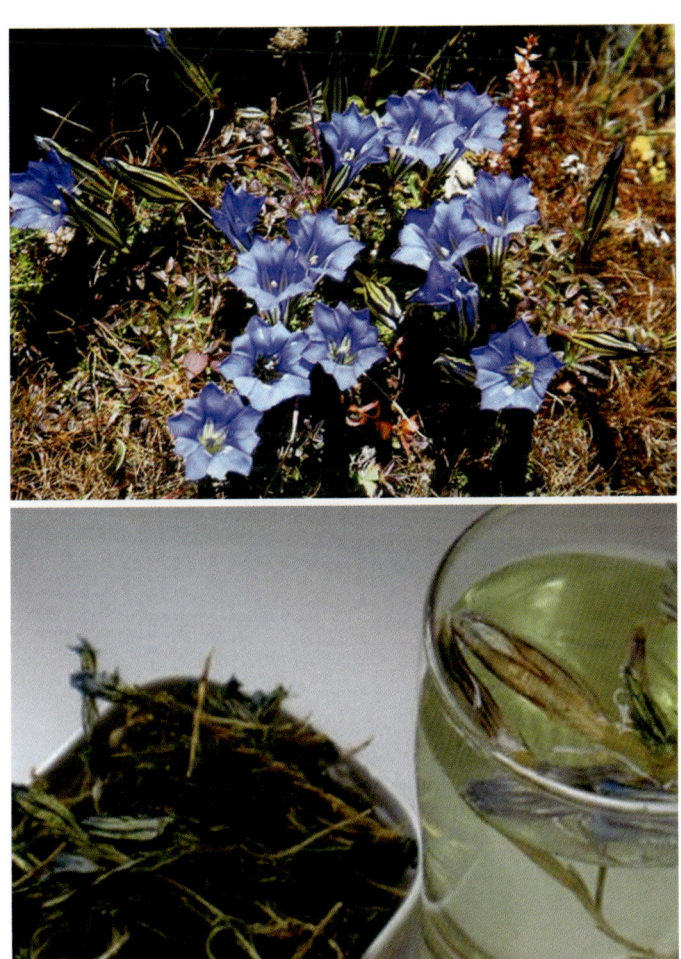

# 향유꽃차

• 개화기 : 8월~9월 • 보존법 : 건조 • 원산지 : 한국 • 생태 : 1년초

향유는 꽃을 포함한 전초를 양용한다. 성분 중에는 휘발성의 정유가 포함되어 있으며, 약효는 발한·해열 작용이 있다. 여름의 감기에 자주 쓰이고 또 건위작용이 있어 여름의 복통·설사·소화불량 등의 증상에 자주 쓰인다. 여름에 달여서 차로 마시면 갈증을 그치게 하고, 입 안에서 구취가 날 때에는 달인 물로 자주 세척하면 효과가 있다.

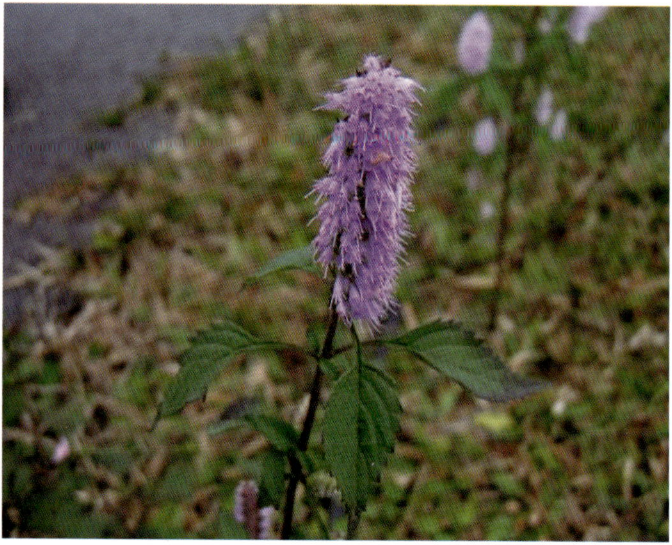

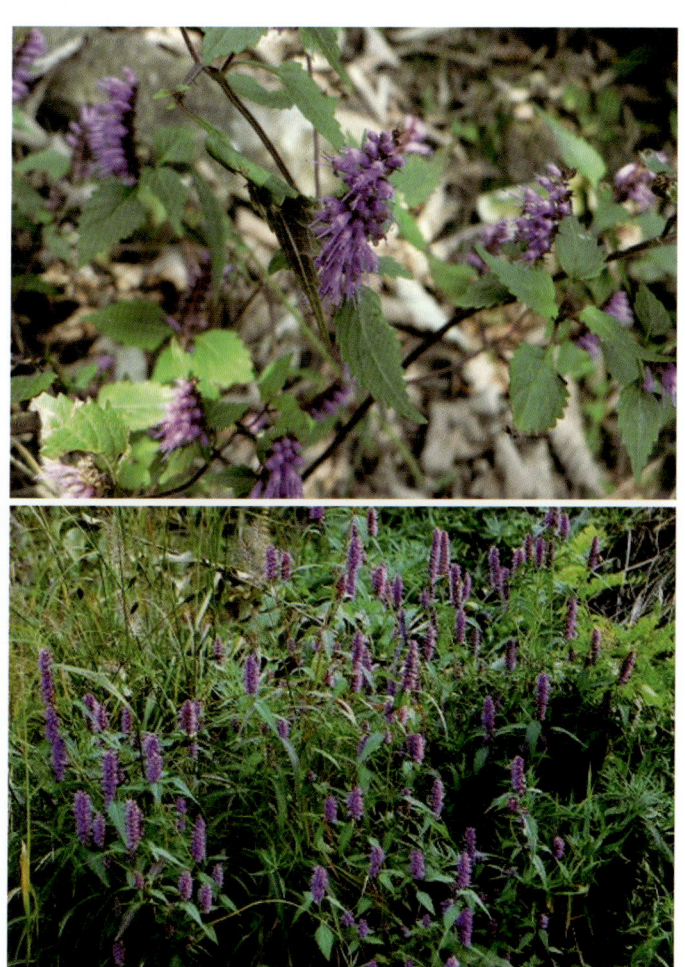

# 사프란꽃차

• 개화기 : 10~11월 • 보존법 : 건조 • 원산지 : 유럽 남부 • 생태 : 다년생 구근

사프란꽃차에는 몸을 따뜻하게 해주고 소화 · 발한 · 통경(월경을 나오게 함) 작용이 있다. 고대부터 꽃술을 약이나 염료 · 향신료 등에 사용할 목적으로 재배하였고, 당시에는 금 이상의 고가였다. 실처럼 긴 꽃 기둥은 하나의 꽃에서 하나(세 개로 나눠져 있다)밖에 따지 못하기 때문에 지금도 고가이다. 향이 강한 꽃을 차례차례로 피운다.

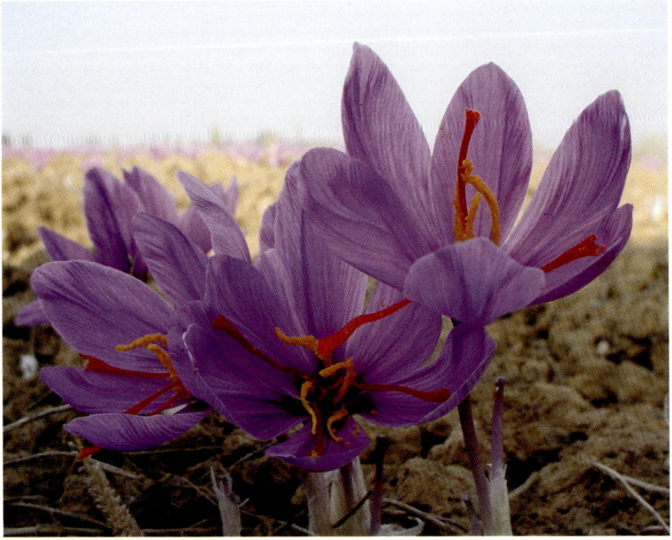

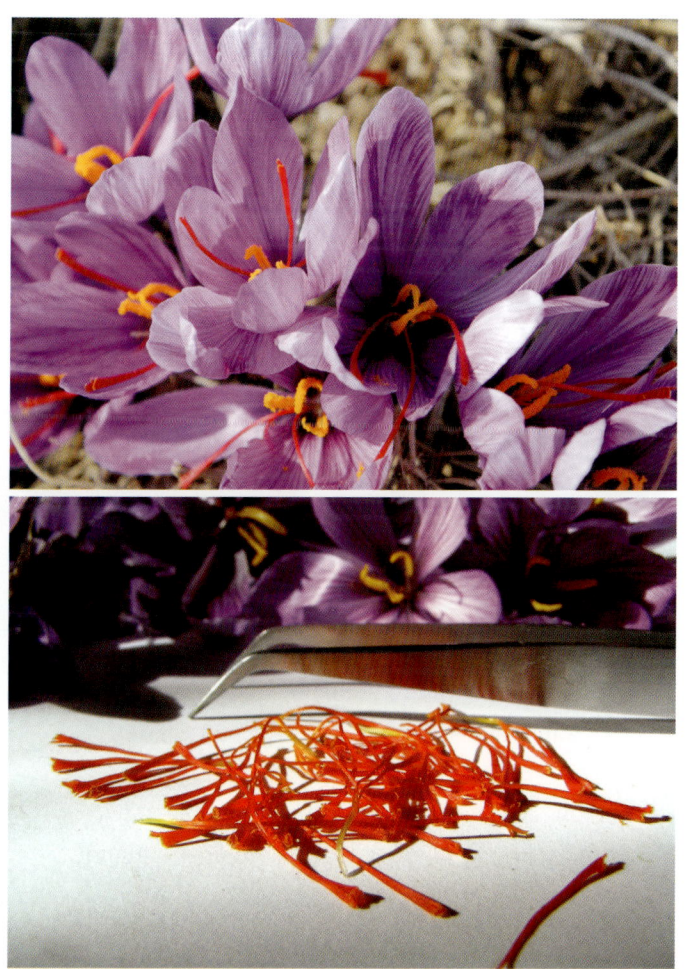

# 아니스히솝꽃차

• 개화기 : 6~10월 • 보존법 : 건조 • 원산지 : 중앙~북아메리카 • 생태 : 다년초

아니스히솝은 산지의 수변에서 볼 수 있다. 꽃과 잎을 건조했다 우려내는 차에는 민트향이 감돌며 상큼한 풍미가 있다. 기침을 할 때 마시면 기침을 멈추게 한다. 줄기 끝에 자홍색과 백색의 작은 꽃이 빽빽한 꽃 이삭을 피운다

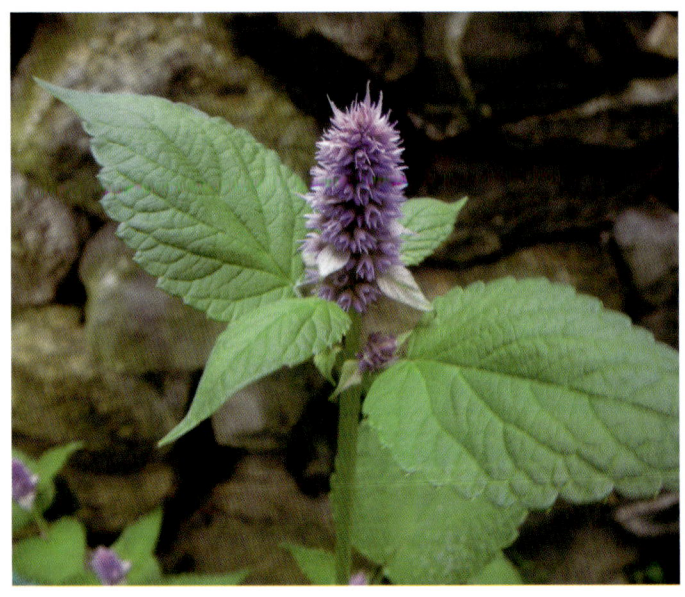

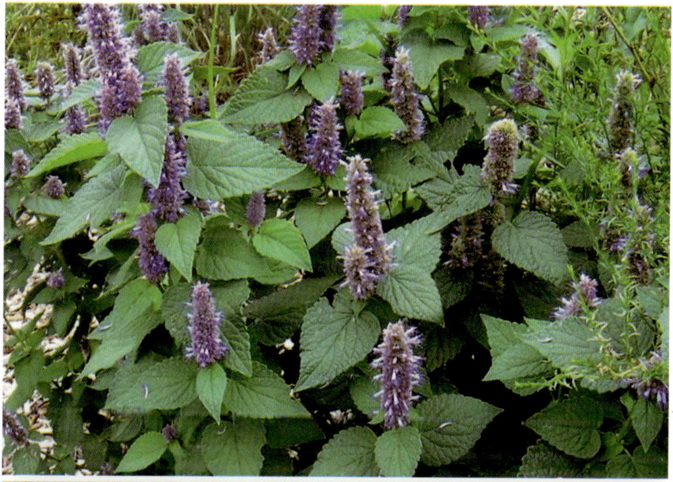

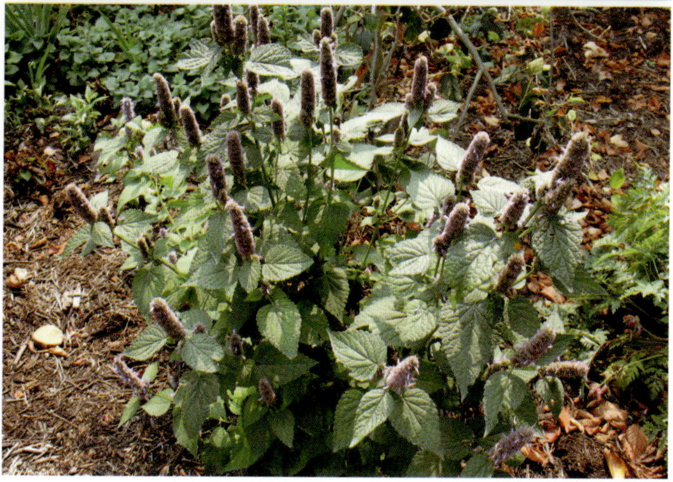

약이되는 한국의 꽃차

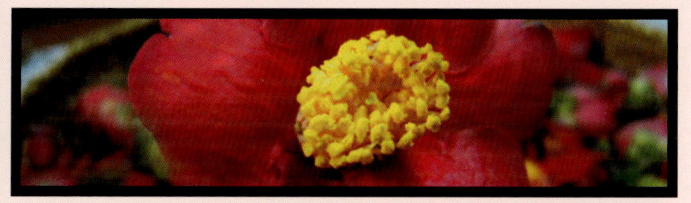

# 겨울에 나는 꽃차

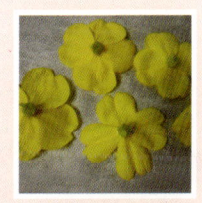

1년 356일 속에서 봄은 따뜻하고 여름은 더우며 가을은 서늘하고 겨울은 춥다. 이러한 현상을 '목(木)·화(火)·토(土)·금(金)·수(水)'의 기운으로 순행하는 오행(五行)의 원리로 보면 봄은 목(木), 여름은 화(火), 가을은 금(金), 겨울은 수(水)에 해당한다. 봄에 나는 꽃차는 새 생명의 기운을 담고 있다. 여름에 나는 꽃차는 생명의 왕성한 기운을 담고 있다. 가을에 나는 꽃차는 결실의 기운을 담고 있다. 겨울에 피어나는 꽃은 없다. 24절기 중에 입춘과 춘분 사이에 피는 것일 뿐인데, 우리 신체는 이때도 아직은 겨울의 기운을 벗어나지 못하고 있는 것이다. 굳이 여기에 겨울에 나는 꽃차를 다루는 것은 이런 이유에서다.

# 동백꽃차

• 개화기 : 1월 • 보존법 : 건조 • 원산지 : 한국 • 생태 : 상록활엽소교목

동백나무는 밑에서 가지가 갈라져서 관목으로 되는 것이 많다. 꽃은 이른 봄 가지 끝에 1개씩 달리고 적색이다. 동백꽃차는 피를 맑게 하고, 멍든 곳을 풀어주며, 이뇨작용이 있어 몸속 노폐물을 배출시켜 준다. 감기예방 · 변비 · 다이어트에도 좋다. 꽃이 피기 직전에 채취하여 꽃받침을 떼어내고 햇볕에 말리거나 약한 불에 말려서 그대로 쓴다.

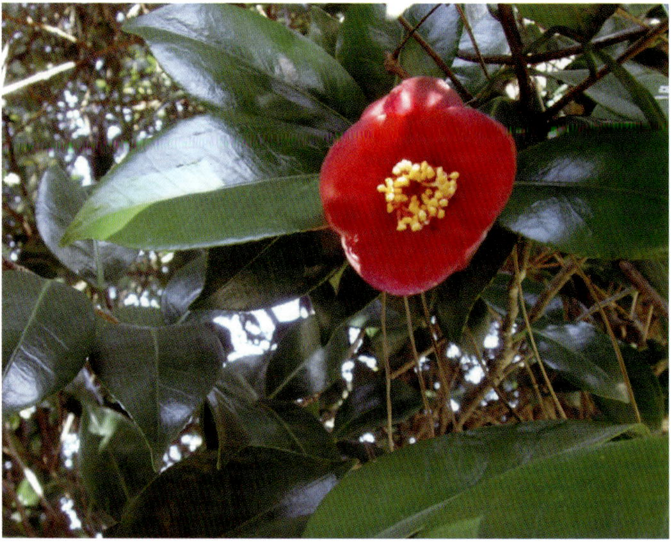

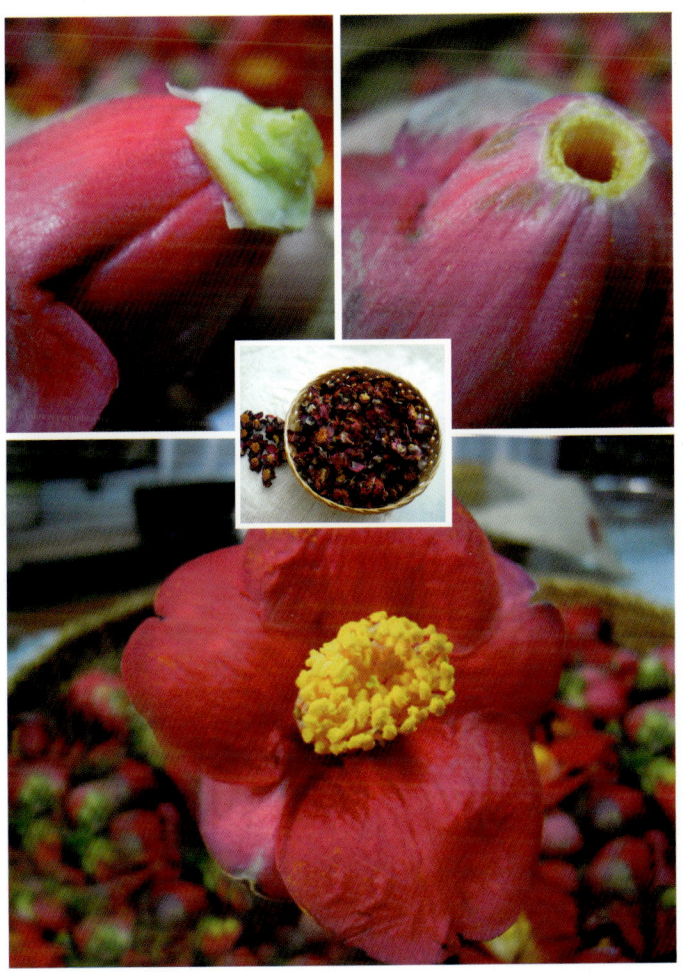

약이되는 한국의 꽃차 | 219

# 수선화꽃차

• 개화기 : 12~3월 • 보존법 : 건조 • 원산지 : 지중해 연안, 중국 남부 • 생태 : 다년초

수선화는 비늘줄기에 속하는 내한성이 강한 구근식물로 이른 봄에 개화된다. 수선화는 청순한 자태뿐만 아니라 향기 또한 맑고 그윽하다. 수선화꽃차를 마시면 풍을 거두게 하고, 신열이 나고 가슴이 답답하며 갈증·구역질·수면불안을 느끼는 여성의 번열증을 없애주고 기운을 나게 한다.

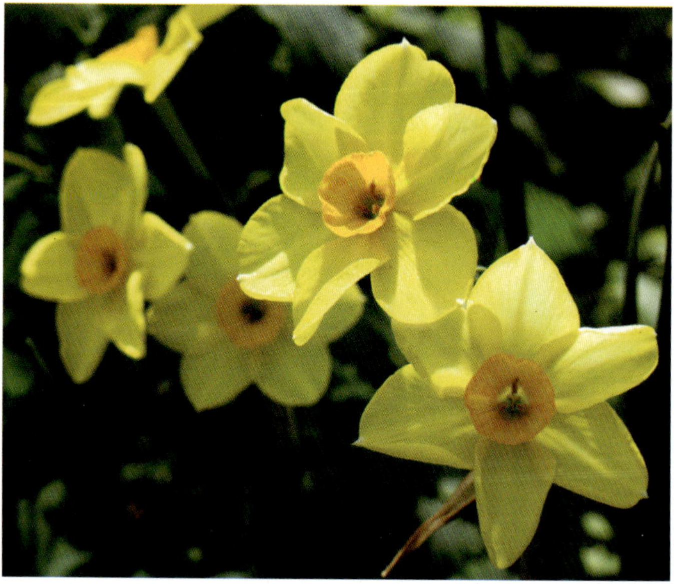

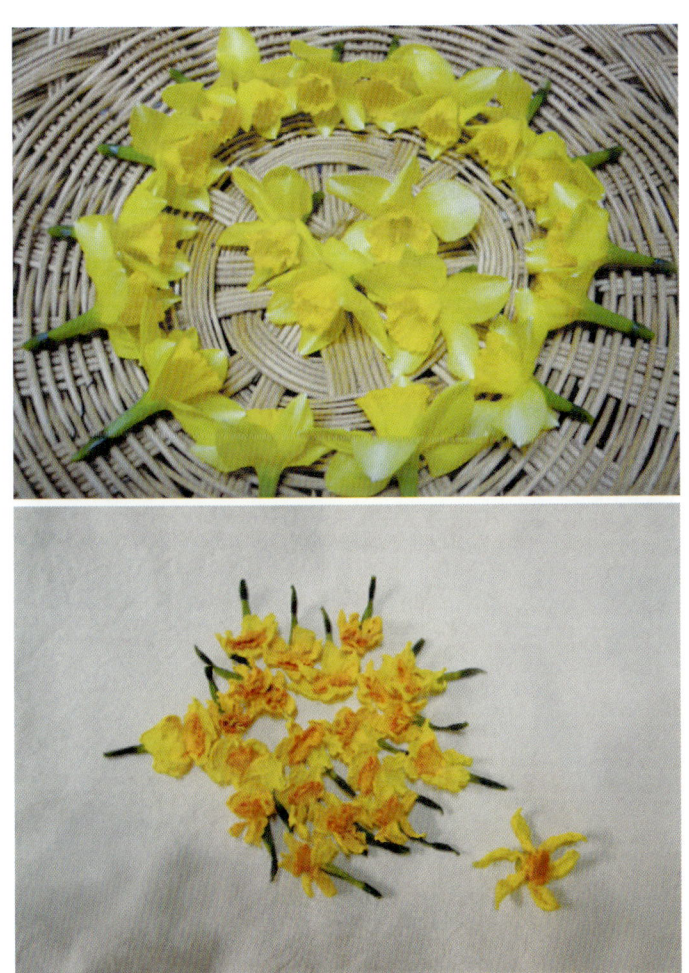

# 복수초꽃차

• 개화기 : 4월 • 보존법 : 건조 • 원산지 : 한국 • 생태 : 숙근성 다년초

복수초 꽃은 줄기와 가지 끝에 한 송이씩 핀다. 길쭉한 타원형의 꽃잎을 많이 가지고 있으며 꽃잎의 끝은 톱니 모양으로 갈라져 있다. 꽃잎의 표면은 황금빛이다. 복수초꽃차는 강심작용(强心作用)을 하며 이뇨효과도 있다. 또한 가슴이 두근거리는 증세, 정신쇠약 증세에 대한 치료에도 도움이 된다.

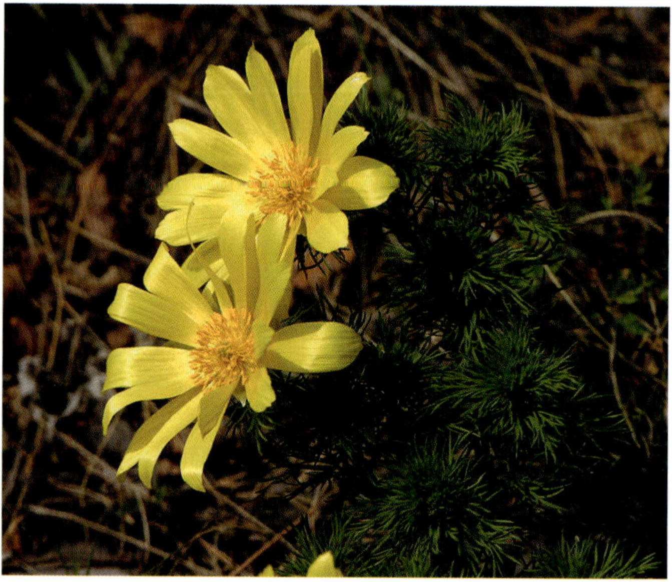

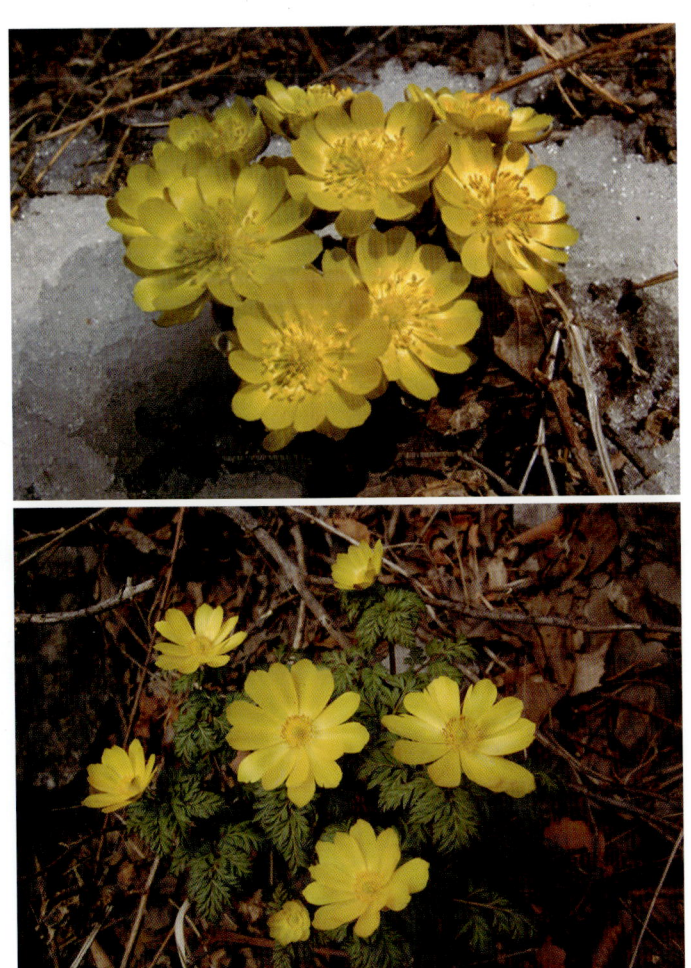

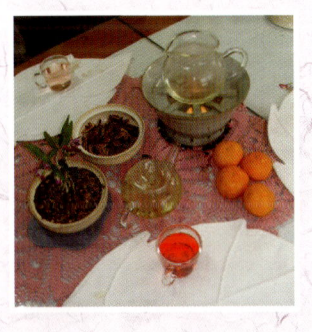

부록_몸에 좋은 잎차

# 결명차

결명자는 콩과의 1년초로 미국이 원산지지만, 우리나라에서는 오래 전 중국에서 전래되었다.

### ▶ 약재의 효능
야맹증 · 시력향상 · 혈압 · 현기증 · 변비 · 간장과 신장보호, 부종제거 등을 비롯해 동맥경화예방 · 이뇨 · 자궁수축 · 피부면역 · 콜레스테롤강하에도 좋다.

### ▶ 준비할 재료
결명자 20g · 끓는 물 종이컵 3컵 반.

### ▶ 약차 만드는 방법
1. 재료를 프라이팬에 넣어 약한 불로 볶는다.
2. 다관에 ❶을 넣고 끓기 시작하면 약한 불에 10분 정도 더 끓인다.

### ▶ 음용하는 방법
끼니 사이에 찻잔 1잔씩 수시로 마시면 된다. 꿀을 가미해도 좋다. 저혈압에는 음용하지 말아야 한다.

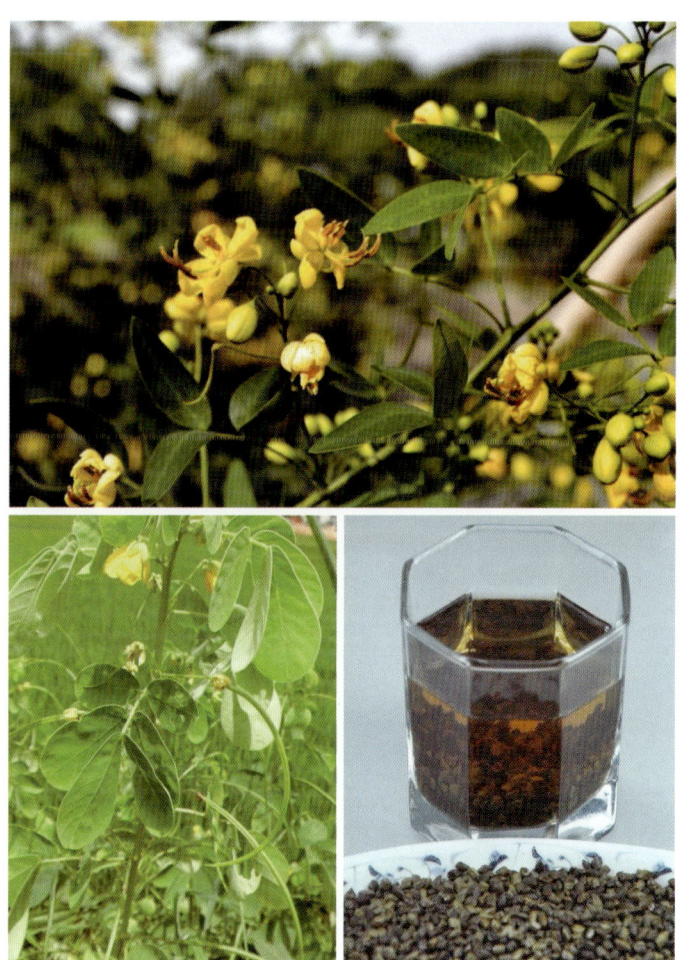

약이되는 한국의 꽃차 | 227

# 녹차

차나무는 차나뭇과의 상록활엽관목으로 어린잎은 차의 원료이고 열매는 기름을 짠다. 녹차는 차나무의 잎을 쪄서 말린 것이고, 이것을 발효시킨 것이 홍차이다.

### ▶ 약재의 효능
기침을 해소하고 순환기에 도움을 주며 만성심장질환에 효과가 있다. 특히 당뇨병 · 노화방지 · 숙취제거 · 저혈압 등에 좋다.

### ▶ 준비할 재료
녹차 1큰술 · 물 종이컵 2컵 반.

### ▶ 약차 만드는 방법
1. 물을 끓여 약간 식힌다.
2. 찻잔에 녹차를 넣고 1을 부어 우려내면 완성된다.

### ▶ 음용하는 방법
끼니 사이에 찻잔 1잔씩 하루에 2잔 마시면 된다. 고혈압환자들은 복용하지 말아야 한다.

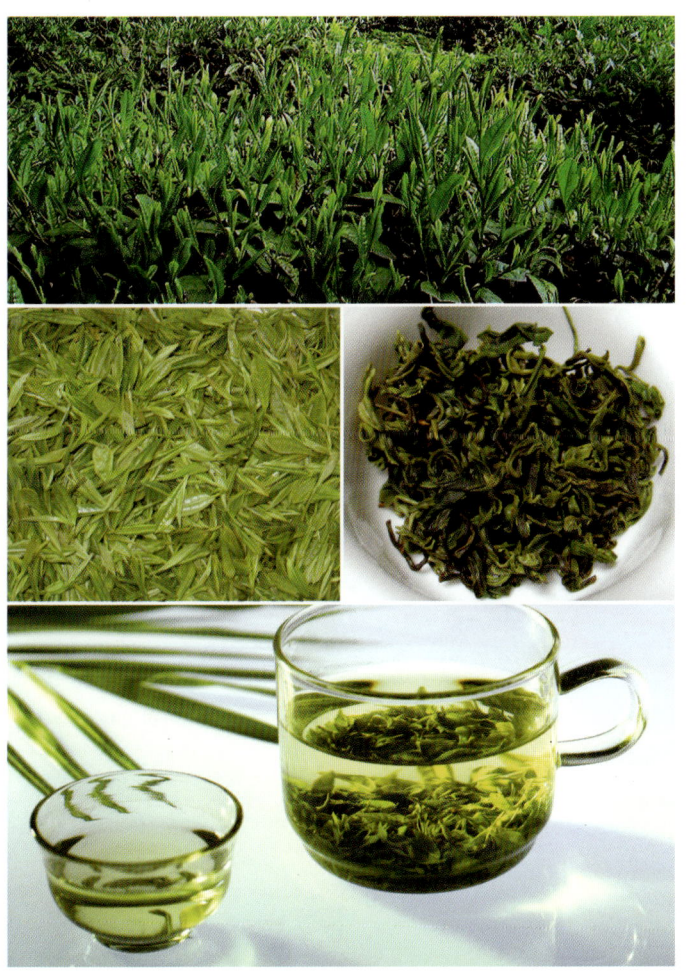

# 박하차

박하나무는 꿀풀과의 여러해살이풀로 키가 60㎝ 정도로 줄기가 네모지며 털이 있다. 잎의 가장자리에 톱니가 있고 7~8월에 엷은 보라색 꽃이 핀다. 한방에서는 잎을 말려 약재로 쓰는데, 잎에는 멘톨이란 독특한 향이 있어 치약·향료·과자·음료수 등에 사용된다.

### ▶ 약재의 효능
목의 부기·코막힘·감기예방·과민성 장증후군·메스꺼움·설사·두통·시력강화 등에 효과가 있다.

### ▶ 준비할 재료
말린 박하잎 4g·끓는 물 종이컵 2컵.

### ▶ 약차 만드는 방법
1. 찻잔에 박하잎을 넣는다.
2. ❶에 끓는 물을 붓고 5분 정도 우려낸다.

### ▶ 음용하는 방법
끼니 사이에 찻잔 1잔씩 수시로 마시면 된다.

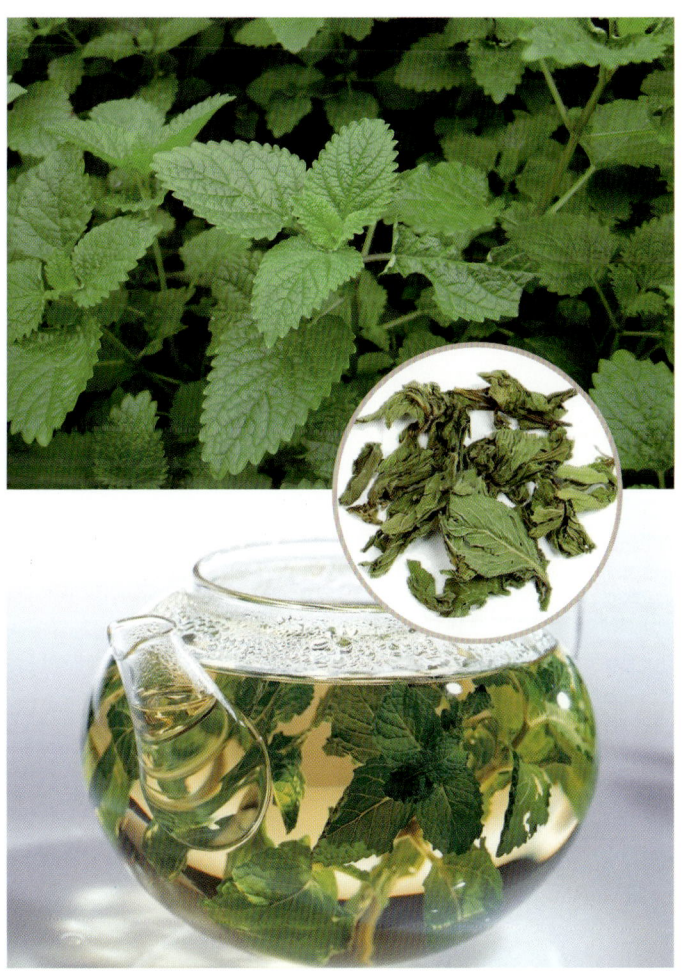

# 신선엽차

신선엽은 뽕잎을 말하는데, 뽕나무는 누에를 치기 위해 재배했다. 하지만 뿌리껍질과 열매, 잎 등 모두를 약재로 쓴다. 뽕나무 열매인 오디를 상심자라고 하는데, 예부터 늙지 않는 약으로 기록될 정도로 영양분이 풍부하다.

### ▶약재의 효능

감기예방 · 기침 · 가래 · 혈압강하를 비롯해 식은땀을 흘리거나 허약체질 개선에도 좋다. 장복하면 시력이 밝아진다.

### ▶준비할 재료

말린 뽕잎 100g · 꿀 25g.

### ▶약차 만드는 방법

1. 재료를 깨끗이 씻어 물기를 제거한다.
2. ❶과 꿀을 적당한 양으로 만들어 찻잔에 담는다.
3. 끓는 물을 부어 2~3분간 우려낸다.

### ▶음용하는 방법

끼니 사이에 찻잔 1잔씩 하루에 2~3회 마시면 된다.

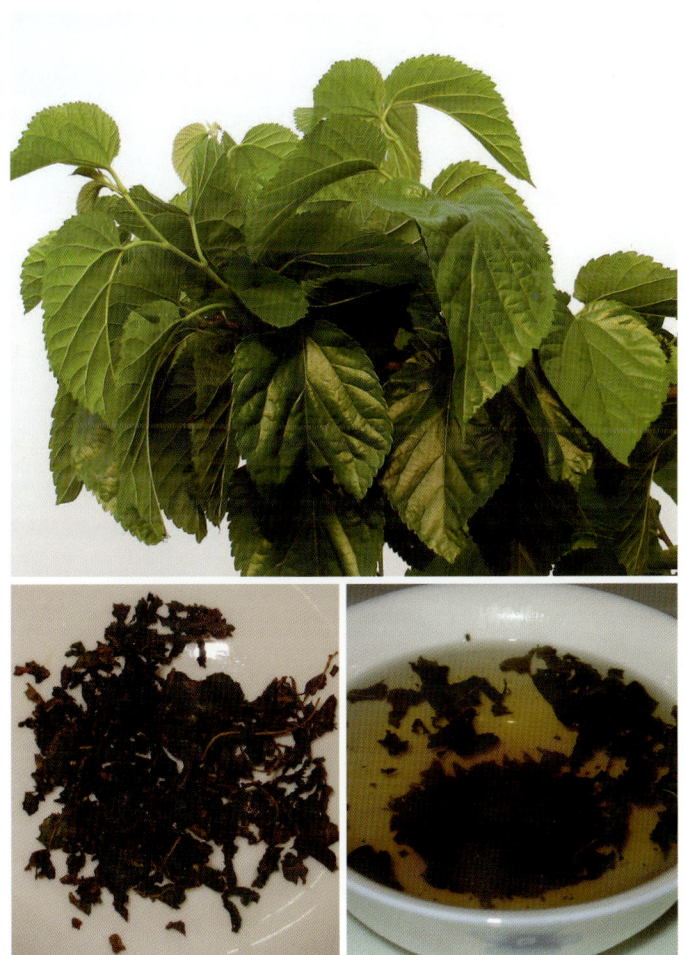

# 영지차

영지의 버섯갓과 버섯대 표면은 광택이 난다. 버섯갓은 반원이나 신장 또는 부채모양이고 동심형의 고리모양의 홈이 있다. 버섯갓은 누런빛 흰색에서 누런 갈색이나 붉은 갈색으로 변하고 오래되면 갈색으로 바뀐다.

### ▶ 약재의 효능
영지는 인삼차와 함께 건강장수 차의 대표로 장기복용하면 불로장생할 수 있다.

### ▶ 준비할 재료
잘게 썬 영지 10g · 끓는 물 종이컵 2컵.

### ▶ 약차 만드는 방법
1. 재료를 찻잔에 넣고 끓는 물을 붓는다.
2. 1~2분 정도 우려낸다.
3. ❷에서 건더기를 건져내면 된다. 삼탕까지 해야 한다.

### ▶ 음용하는 방법
끼니 사이에 찻잔 1잔씩 하루에 2~3회 마시면 된다.

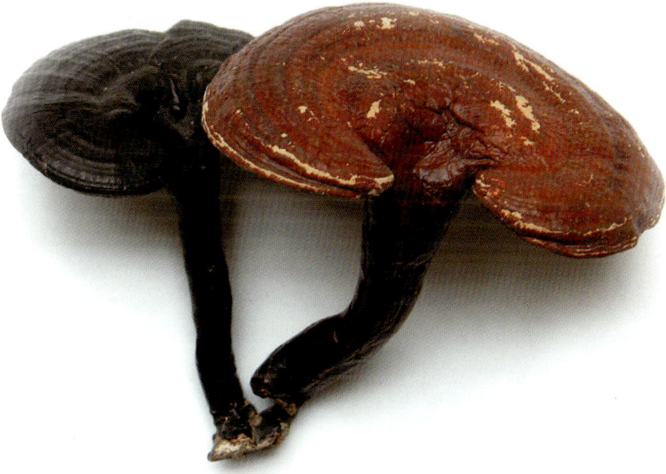

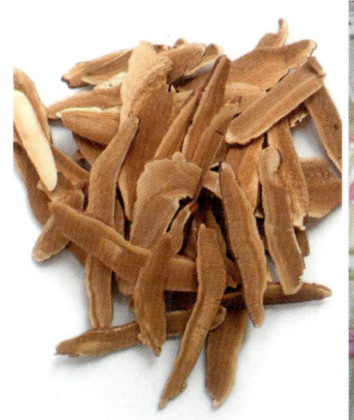
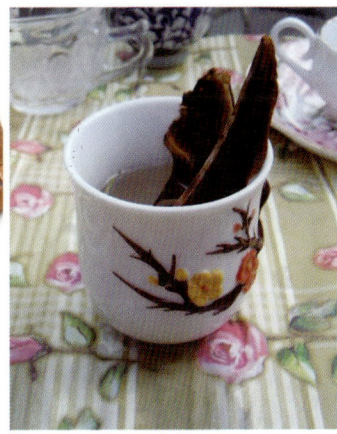

# 옥수수수염차

옥수수는 벼과의 옥수수속에 속하는 식용곡물이다. 줄기는 단단하고 속이 차 있다. 옥수수수염은 옥수수의 끝에 서로 엉켜 있는 가는 실로 윤기가 있고 색깔은 누런색을 띤 흰색이거나 붉은 갈색이다.

### ▶약재의 효능

부종·현기증·두통·황달 등에 좋고, 머리와 눈을 맑고 시원하게 해준다.

### ▶준비할 재료

말린 옥수수수염 20g·물 종이컵 4컵.

### ▶약차 만드는 방법

1. 재료를 깨끗하게 씻어 물기를 제거한다.
2. ❶을 다관에 담고 물을 붓고 끓인다.
3. 물이 끓으면 약한 불에 40분 더 끓인다.

### ▶음용하는 방법

끼니 사이에 찻잔 2/3잔을 수시로 마시면 된다.

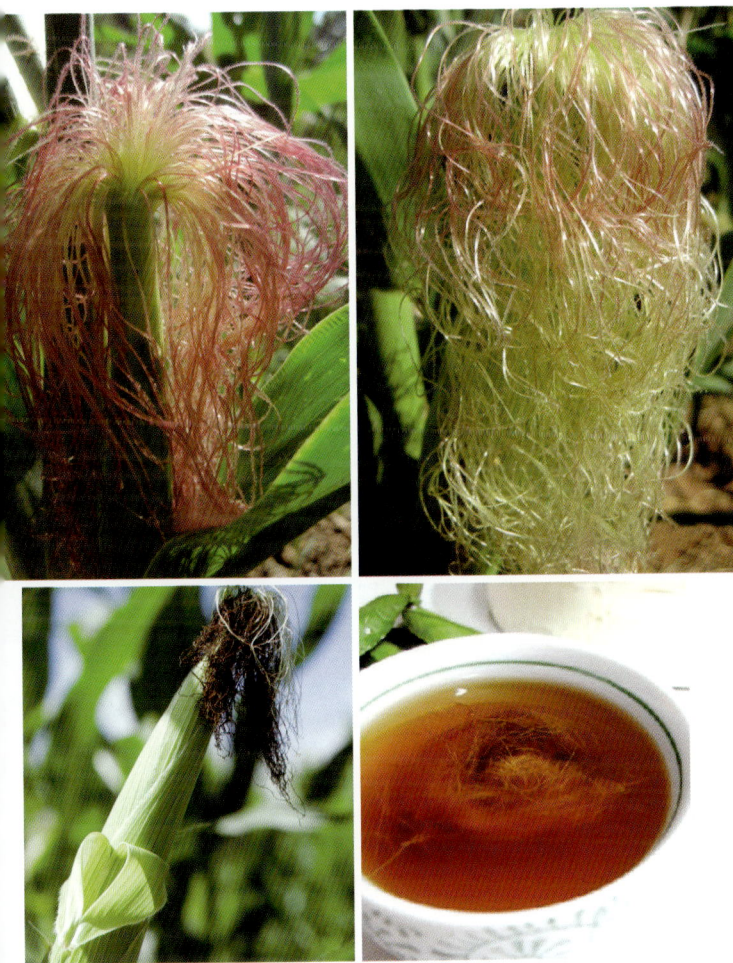

약이되는 한국의 꽃차 | 237

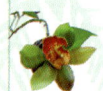

# 약이되는 한국의 꽃차
The Flower Teas of Korea

초판 1쇄 발행 2013년 1월 10일
초판 2쇄 발행 2014년 4월 20일

**글·사진** 한국꽃나무연구회
**펴낸곳** 아이템북스
**펴낸이** 박효완

**출판등록** 2001년 8월 7일 제2-3387호
**주 소** 121-896 서울특별시 마포구 서교동 444-15
**전 화** 02-332-4327
**팩 스** 02-3141-4347

* 파본이나 잘못된 책은 교환해 드립니다.